월경 주기에 맞게
내 몸과 마음을 돌보는

달의 요가

산토시마 카오리 지음
임용옥 옮김
배윤정 감수

somssi

| 일러두기 |

- 이 책에 등장하는 각주는 저자의 주석입니다. 옮긴이가 우리말로 번역하는 과정 중에 설명이 필요하다고 판단된 것들은 괄호로 묶어 설명한 뒤 말미에 '옮긴이 주'라 표기했습니다. 또한 감수자가 감수 중 첨언하고 싶은 것들은 괄호로 묶어 설명한 뒤 말미에 '감수자 주'라 표기했습니다.
- 통상 '자궁'이라고 쓰이던 단어는 '포궁'으로 대체했으나, '자궁내막' 등과 같은 의학 용어는 국립국어원의 표준국어대사전을 기준으로 사용했습니다.

프롤로그

월경은 예로부터 '달거리'라 불리며 생명의 탄생에서 절대 빠질 수 없는 것입니다. 하늘의 달이 29.5일마다 차고 기우는 일을 반복하듯 여성의 자궁 내막도 달과 거의 비슷한 주기로 차올랐다 기울고 있습니다.*

월경 중에는 물리적으로 피를 흘릴 뿐 아니라(출혈), 우리 눈에 보이지 않지만 몸과 마음에 큰 영향을 끼치는 여성 호르몬의 양도 달라집니다. 그런 의미에서 여성의 몸으로 살아간다는 것은 눈에 보이지 않는 것들과 어떻게 균형을 맞출 것인지 계속 탐구하는 일이라 볼 수 있지요.

한창 이 책을 쓰고 있을 때였습니다.

모처럼 엄마 노릇을 좀 해볼까 하고 아몬드 젤리(행인두부 杏仁豆腐: 불린 살구씨에 물과 우유, 설탕을 넣고 한천이나 젤라틴을 넣어 굳힌 중국 요리의 하나. 살구씨를 구하기 어려우므로 대부분 아몬드로 대체합니다. - 옮긴이 주)를 만들어 냉장고에 넣어두었습니다. 집에 돌아온 아이들에게 주었더니 한 입 먹은 큰애가 "웩, 맛없어!" 하며 냉장고 속의 아이스크림을 꺼냈습니다. 그러자 그것을 본 작은아이마저 "나도 아이스크림!" 하고 냉장고로 달려가더군요. 행복한 표정으로 아이스크림을 먹고 있는 아이들.

* 많은 여성들의 월경 주기는 30일입니다만, 정상적인 월경 주기는 25~38일 사이입니다.

지금 이 글을 쓰는 제가 봐도 너무나 부끄러울 정도로 정말 사소한 일이었죠. 제 말을 항상 잘 듣지는 않아도 참 착한 아이들인데… 아무래도 아이스크림이 더 맛있었나 봅니다.

그날은 월경이 시작하기 딱 이틀 전이었고, "엄마가 힘들게 만든 거니까 오늘은 이거 먹어줄래." 하고, 제 속마음을 말로 표현하고 말았습니다. 하지만 이내 울컥하고 속상한 마음이 들어 다른 방에 들어가 침대에 드러눕게 되더군요. 평소에는 웃으며 넘길 수 있던 일도 월경 전에는 상처받기 쉬워지는 법이죠.

지금은 이렇게 자존감이 낮은 40대가 되었지만, 20대 초반 요가를 시작했을 무렵에는 강도 높은 격렬한 요가를 즐겨 했었습니다. 이때는 요가를 마친 뒤 찾아오는 상쾌함과 수없는 실패에도 끊임없이 도전하는 제 자신에게 도취되어 있었어요. 아이 둘을 낳은 뒤, 산부인과 담당 의사도 예전처럼 생활할 수 있다고 했지만, 이상하게도 임신 전의 나와는 전혀 다른 사람이 된 것처럼 쉽게 피곤해졌고 남성이 짠 활동량이 많은 요가 프로그램은 제 몸에 맞지 않게 되었습니다.

임신부를 위한 요가나 산후 요가 등 여성의 몸에 맞춘 요가가 20세기 후반부터 자연스럽게 고안되어 어느 정도 그 효과를 인정받고 있습니다. 이 책에서는 매달 여성 호르몬의 변화에 맞춰 내 몸과 마음을 돌보는 요가를 제안하고자 합니다.

요가와 밀접한 연관이 있는 아유르베다Ayurveda에서는 한 여성의 종합적인 건강 상태가 월경에 반영되며, 월경은 내가 지난 한 달을 어떻게 보냈는지 일깨워주기 위해 '몸이 우리에게 보내는 편지'라고 보고 있습니다.

그리고 다행스럽게도 이 편지는 '매월' 새롭게 쓰입니다. 음식이나 휴식, 나와 타인과의 관계를 의식하며 한 달을 보낸다면 보다 평화로운 내용의 편지를 받을 수 있겠지요.

피부색이나 종교가 달라도 지구상의 모든 사람은 여성의 포궁에서 태어났으며, 매달 피 흘리는 여성 덕분에 오늘도 새로운 생명이 태어나고 있습니다.

현대 여성이 경험하는 평생의 월경 일수는 개인차가 있지만 평균 2,500일입니다. 약 6년에 달하지요.

여성의 몸속에 있는 달은 차오르기도 하고 기울기도 하면서 오늘도 균형을 찾고 있습니다. 그 변화 속에서 울고 웃으며 매일매일 열심히 살아가고 있는 여성들이 원래의 둥그런 자신으로 돌아가 편히 쉴 수 있기를 바라며 이 책을 바칩니다.

산토시마 카오리

이 책의 사용 방법

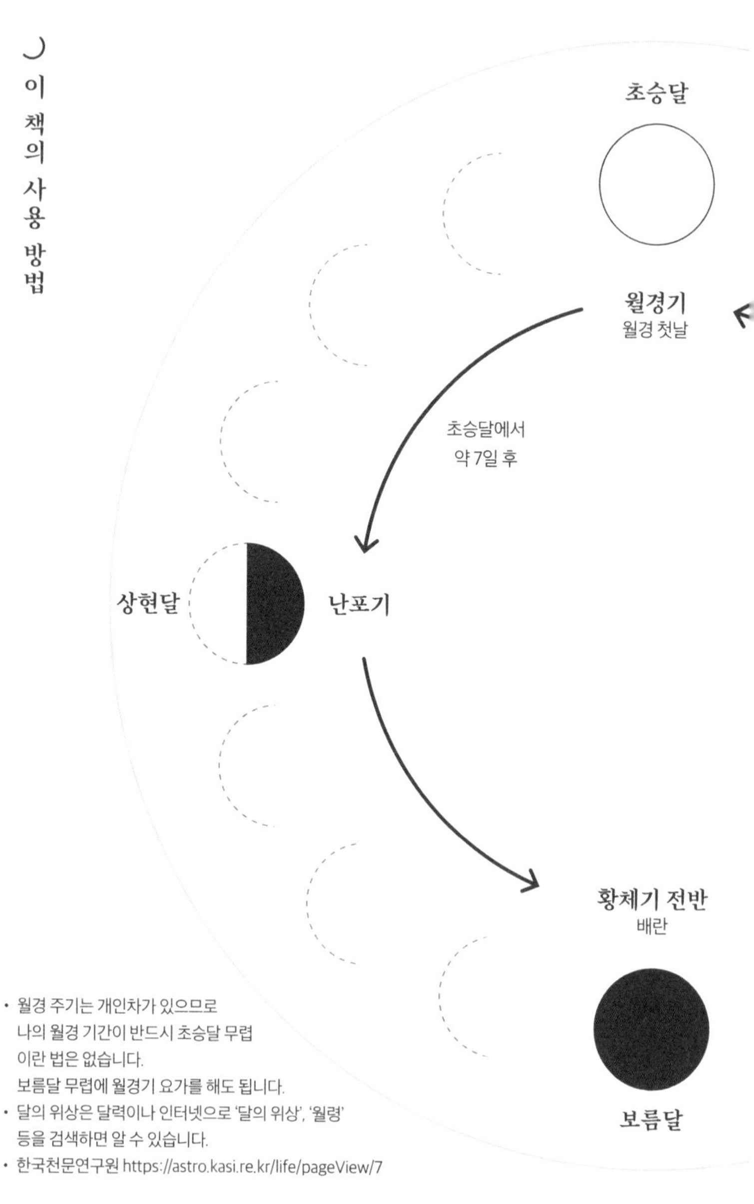

- 월경 주기는 개인차가 있으므로 나의 월경 기간이 반드시 초승달 무렵 이란 법은 없습니다. 보름달 무렵에 월경기 요가를 해도 됩니다.
- 달의 위상은 달력이나 인터넷으로 '달의 위상', '월령' 등을 검색하면 알 수 있습니다.
- 한국천문연구원 https://astro.kasi.re.kr/life/pageView/7

'달의 요가'는 본래 몸이 가진 자연스러운 흐름과 조화로 나아가게 이끌어줍니다. 여성만의 신체 리듬을 따라 조금이라도 편히 지내보세요. 가임기 여성은 자신의 월경 주기에 맞는 요가를 해보세요. 기간의 변환점이 언제인지 잘 모르겠다면 마음이 편해지는 요가를 해보세요. 완경이 되었거나 월경 주기가 불규칙할 경우에는 달의 위상(모양)에 맞춘 요가를 추천드려요.

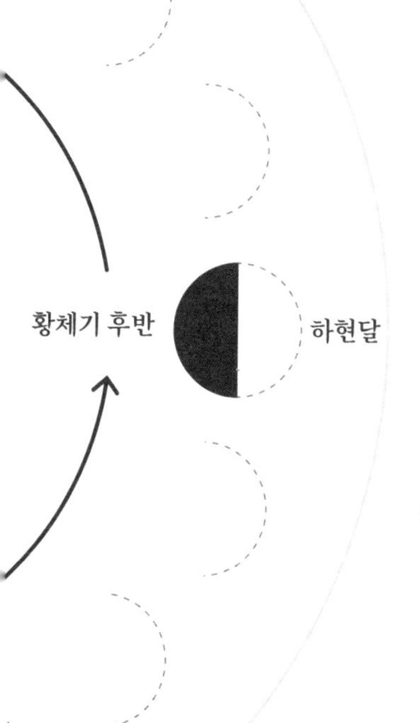

PART 1 달의 요가로 정비하자

달의 요가와 아유르베다, 호흡법

달의 요가의 기본에 대해 이야기합니다. 달과 여성의 몸의 상관관계, 아유르베다와 월경 기간과의 관계 등을 알면 심신의 변화에 유연하게 대처할 수 있습니다.

가임기 여성 중 자신의 배란일을 모르거나 무월경(월경이 있어야 할 연령의 여성에게 월경이 없는 상태를 말합니다. - 옮긴이 주)이거나 월경 주기가 불규칙한 경우에는 난포기나 황체기 전반의 요가를 하세요.

PART 2 초승달~상현달 기간

월경기 요가 → p.42~
테마: 정화

월경혈이 잘 배출되도록 돕고 월경통을 줄여주는 요가 자세를 만나보세요.

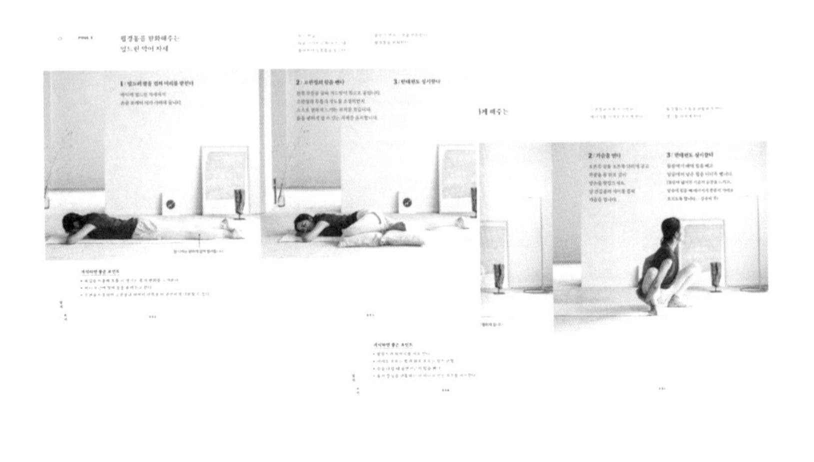

PART 3 상현달~보름달 기간

난포기 요가 → p.66~
테마: 활동

몸이 안정되는 시기, 움직임이 큰 요가 자세를 통해 활동적으로 움직여보세요.

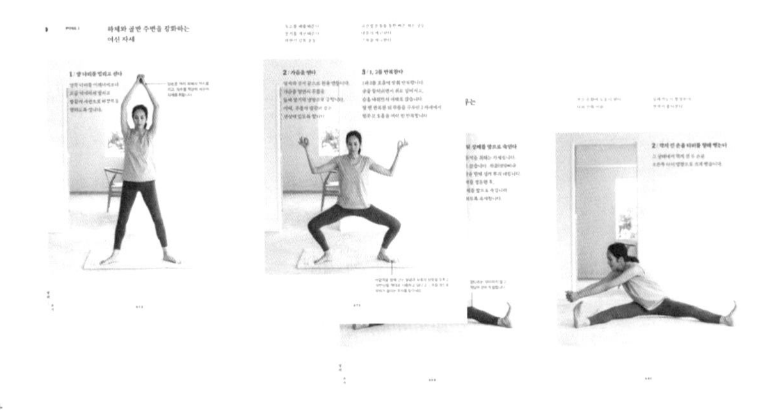

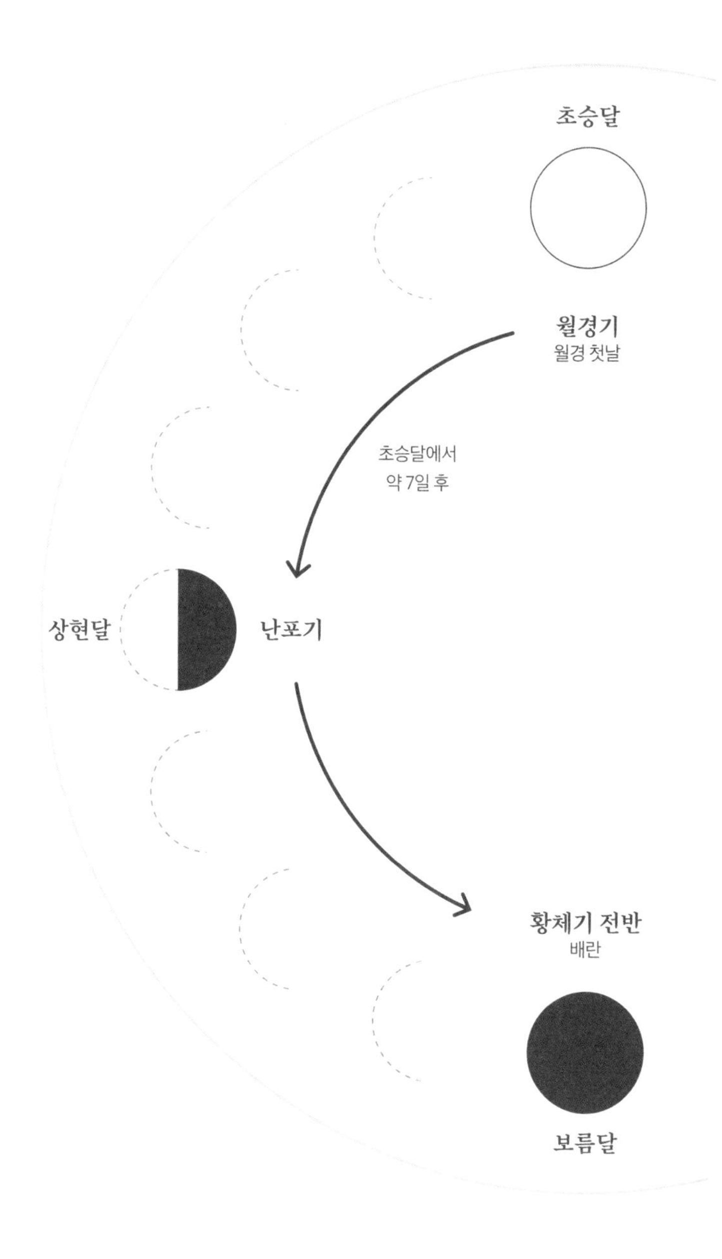
초승달
월경기
월경 첫날
초승달에서
약 7일 후
상현달
난포기
황체기 전반
배란
보름달

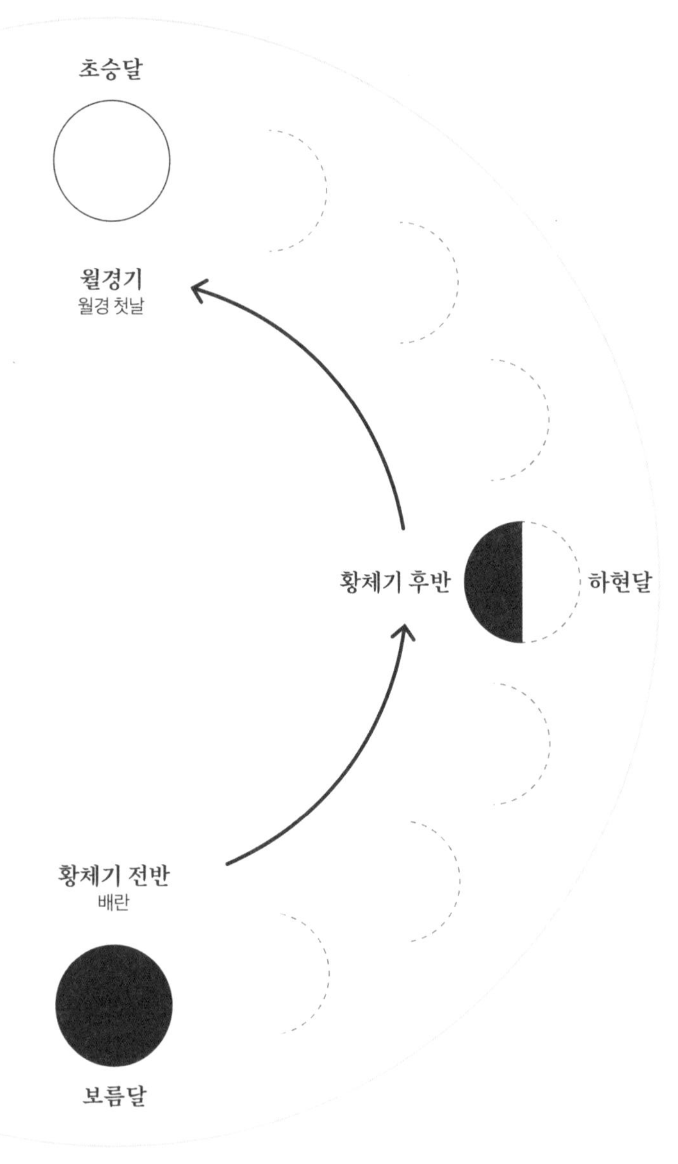
초승달
월경기
월경 첫날
황체기 후반
하현달
황체기 전반
배란
보름달

PART 4 보름달~하현달 기간
황체기 전반 요가 → p.92~
테마: 균형

요가를 하면서 적당히 움직이고 적당히 쉬면서 다가올 월경에 대비하세요.

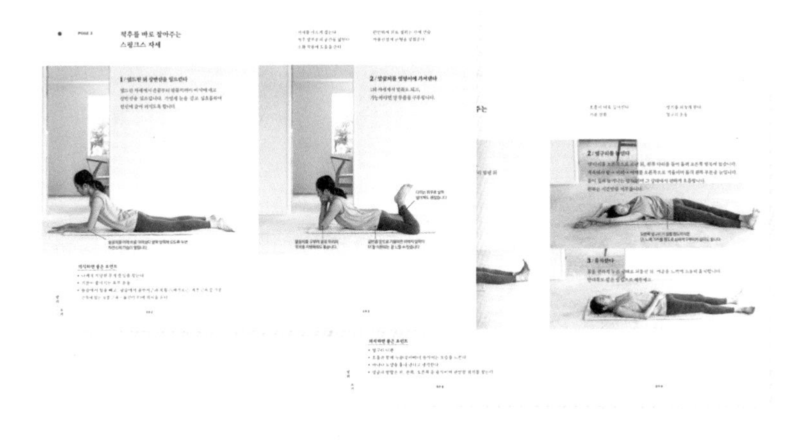
척추를 바로 잡아주는
스핑크스 자세

PART 5 하현달~그믐달 기간
황체기 후반 요가 → p.116~
테마: 휴식

예민해지기 쉬운 시기, 누워서 하는 요가 자세를 통해 쉬는 시간을 가져보세요.

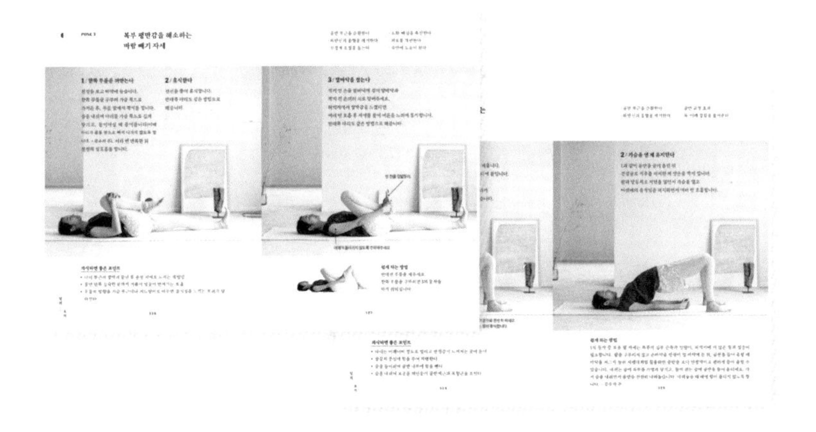
복부 팽만감을 해소하는
바람 빼기 자세

차례

PART 1

달의 요가로 정비하자

PART
2
초승달~상현달 월경기 요가

PART
3
상현달~보름달 난포기 요가

PART
4

보름달~하현달 황체기 전반 요가

PART
5

하현달~그믐달 황체기 후반 요가

PART

1

달의 요가로 정비하자

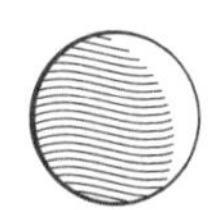

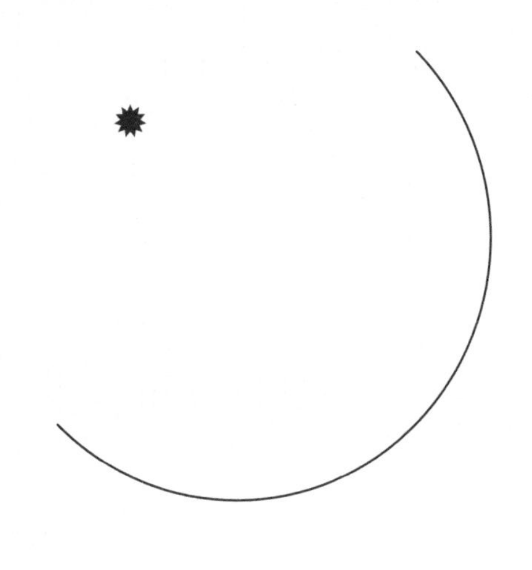

달의 위상과 신체의 리듬

스트레스가 많은 현대 사회에서 여러 모로 요동치기 쉬운 여성의 몸과 마음. 매달 분비되는 여성 호르몬의 영향으로 인해 발생하는 육체적 · 정신적 변화를 차오르고 기우는 달의 리듬과 함께 인지하고 관리하는 것이 달의 순환 주기에 따른 요가, 달의 요가의 목표입니다.

이 책에서 거론되는 '달'은 두 가지 의미를 갖고 있습니다. 첫 번째는 행성으로서의 달로, 초승달에서 보름달, 또 다시 그믐달로 향하는 주기를 갖고 있지요. 지금의 양력이 도입되기 전에는 달을 중심으로 한 음력을 사용했고, 사람들은 달의 차고 기움을 생활의 리듬 단위로 삼아 살았습니다. 일정한 주기로 위상이 변하는 달은 밀물과 썰물, 식물의 생육, 동물의 생식 활동 등에 영향을 미칩니다.

두 번째 달은 행성 달의 위상 변화 주기에 맞춰 일어나는 여성의 몸속 변화를 의미합니다. 여성은 대략 12세 전후로 월경이 시작돼 52세쯤의 완경까지 임신 기간과 출산 직후, 수유기 등을 제외하면 25~38일마다 한 번, 자궁내막이 두꺼워졌다가 배출되는 월경을 겪습니다.

여성의 평균 월경 주기와 달의 위상 변화 주기가 29.5일로 거의 일치한다는 점에서도 여성은 달과 깊은 관계가 있음을 알 수 있습니다.

달의 위상과 자연의 흐름

초승달~상현달 무렵
새로운 시작을 맞이한다

상현달~보름달 무렵
활동적으로 움직인다

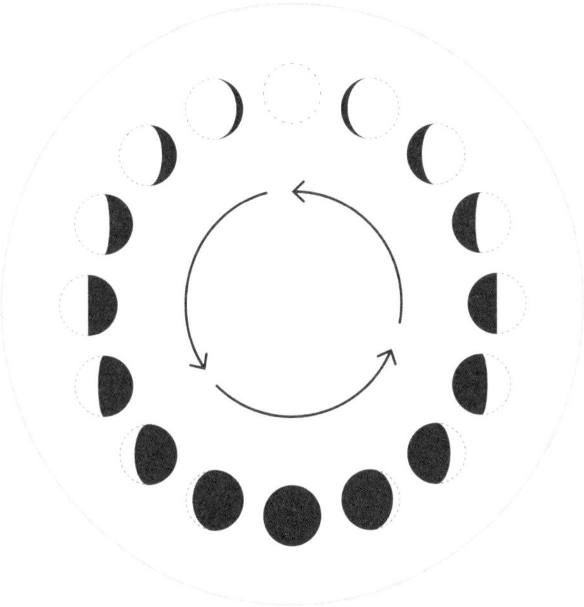

보름달~하현달 무렵
이상적인 밸런스를 찾는다

하현달~그믐달 무렵
무리하지 않는다

월경 주기와 여성 호르몬

여성의 몸속에 있는 달이 차고 기우는 일, 즉 자궁내막이 두꺼워졌다가 배출되는 월경은 여성 호르몬과 관계가 있습니다. 난소에서 분비되는 에스트로겐과 프로게스테론, 이 두 여성 호르몬은 뇌의 명령을 받아 방출되거나 억제됩니다. 주변 환경이나 빛의 양, 스트레스 등으로 인해 영향을 받으면 배란 주기를 유지하기 위해 분비량을 미세하게 조절합니다.

자궁내막의 변화는 뇌의 시상하부와 뇌하수체에서 에스트로겐과 프로게스테론을 분비 혹은 억제하라는 명령에 의해 발생합니다. 이에 따라 두 호르몬이 난소에 작용하여 난자를 성숙시키고, 동시에 포궁의 내막을 두껍게 만듭니다. 시상하부와 뇌하수체는 생활 속의 스트레스 모니터링, 식욕 조절, 그리고 자율신경의 사령탑으로서 체온 조절 등 매우 작은 부분이지만, 여러 가지 역할을 맡고 있습니다. 실제로 많은 여성들이 생활 리듬이 불규칙해지거나 심적으로 강한 스트레스를 받으면 무월경이 되거나 심한 월경전증후군Premenstrual syndrome(PMS: 월경 전에 반복적으로 발생하는 정서적, 행동적, 신체적 증상들을 특징으로 하는 일련의 증상군 - 옮긴이 주)을 심하게 겪기도 합니다. 호르몬 분비에 따라 나의 몸과 마음에 일어나는 동요를 이해하면 부정적인 영향을 줄이는 데 도움이 됩니다.

몸속 달의 위상

월경기
체온 하강 및
여성 호르몬 분비 감소, 영양 보충 필요

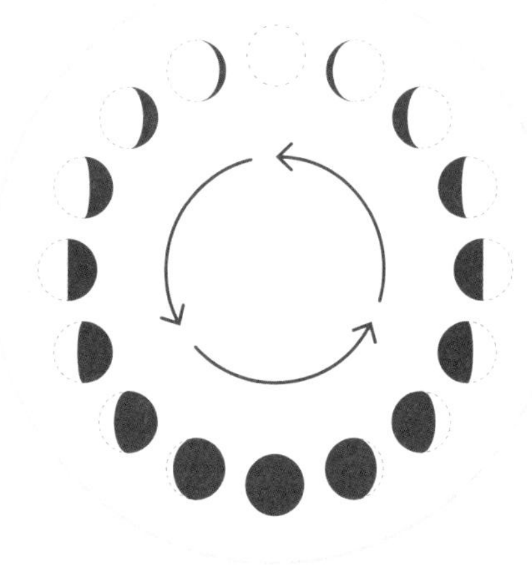

난포기
에스트로겐
분비량이
늘어나는 시기
활동적으로
움직인다

황체기 후반
호르몬 분비가
줄어드는 시기
쉬면서 영양을
비축한다

황체기 전반
호르몬의 변화가 급격해지는 시기
무리하지 않는다

호르몬 균형

여성 호르몬에는 월경기~배란까지 활발히 분비되는 에스트로겐(난포 호르몬)과 배란 후부터 월경 전까지 주로 분비되는 프로게스테론(황체 호르몬)이 있습니다. 이것들은 모두 뇌의 명령에 따라 방출, 억제되어 적정한 양이 유지됩니다. 월경 전에는 두 호르몬 모두 분비량이 급격히 줄어듭니다.

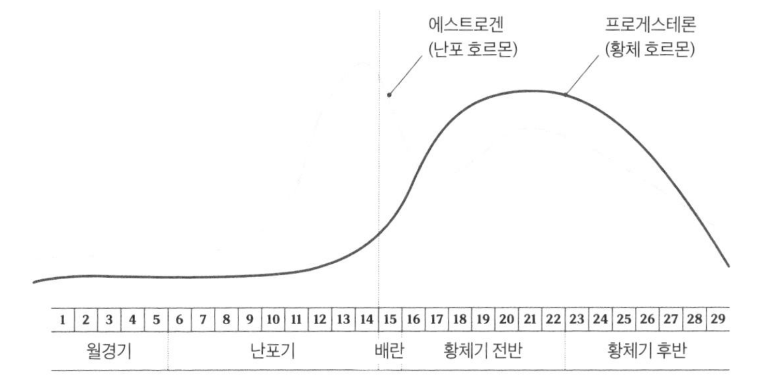

✹ 달의 요가와 아유르베다

아유르베다Ayurveda는 인도 고대 산스크리트어로 아유Ayuh는 생명, 베다Veda는 과학 · 지식을 의미합니다. 요가의 자매 과학이라 불릴 정도로 서로 영향을 주고 받으며 함께 발전해왔습니다. 자신의 몸과 마음의 상태를 알고 거기에 스스로 대처하는 지혜를 담고 있는 포괄적인 철학으로, 월경 시기를 건강하게 보내는 데에 도움이 됩니다.

아유르베다에서는 우리의 몸과 마음에 도샤Doshas라고 하는 세 가지 에너지가 있다고 생각합니다. 도샤에는 바타Vata(바람 에너지), 피타Pitta(불 에너지), 카파Kapha(물 에너지)가 있으며 서로 균형을 유지하면서 우리 몸과 마음에 작용하고 있다고 봅니다.

음식이나 날씨 등 우리들이 사는 외부(환경)도 이 세 가지 도샤로 이루어져 있으며, 이것을 세분화하면 땅(흙), 물, 불, 바람(공기), 에테르(허공)의 다섯 요소로 나눌 수 있습니다. 아유르베다에서는 인간도 이 다섯 가지 요소로 구성된다고 보고 있지요. 그리고 월경 주기의 각 시기에도 이 도샤의 균형이 우리의 심신에 영향을 끼칩니다.

태양과 달의 공전 혹은 자전 주기, 계절 변화가 아주 오래전부터 있어온 것처럼 오늘날에도 포궁에서 태아가 자라 탄생하기까지는 달이 아홉 번(265.8일) 차고 기울고, 평균 월경 주기는 달의 공전주기처럼 29일에 1회 정도입니다. 이를 보면 사람과 자연의 리듬은 느리지만 함께 움직이고 있는 것처럼 보입니다.

다섯 가지 요소

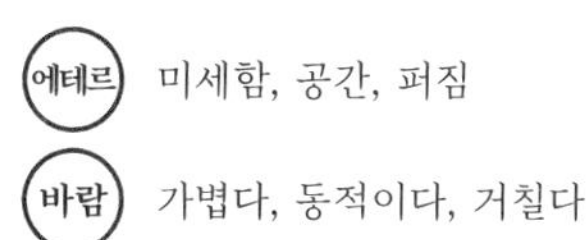

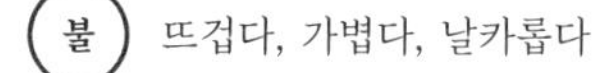

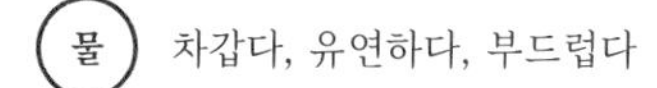

땅 무겁다, 딱딱하다, 정적이다

세 가지 도샤(성질)

다섯 가지 요소를 조합한 것이 세 가지 도샤(성질)입니다. 도샤는 자신의 허용량을 초과하면 균형이 무너지기 때문에 빨리 그 신호를 알아차려 균형을 되찾는 게 중요합니다. 사람마다 세 가지 도샤 중 더 우세하게 드러나는 성질이 있습니다. 그것이 자신의 타고난 성질입니다.

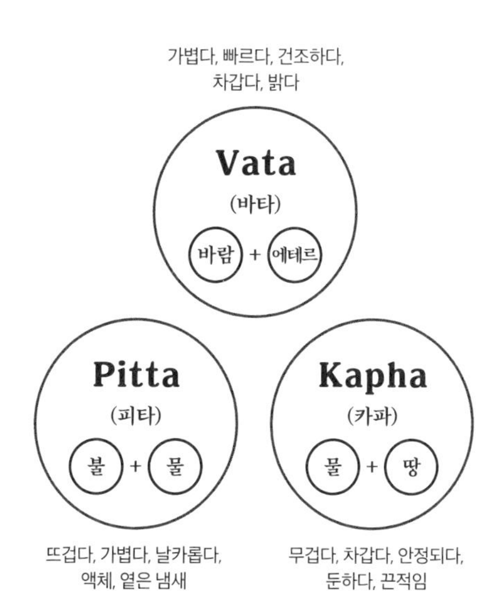

✹ 아유르베다 관점에서 본 컨디션 부진의 원인

여성의 몸에 이상이 발생하면 월경불순이나 월경전증후군으로 나타나는 경우가 많습니다. 현대 여성의 대다수가 바타(바람 에너지)가 강화되기 쉬운 환경에서 지내고 있기 때문에, 바타 특유의 '차가움, 건조함, 빠름, 불안정, 가벼움' 등의 에너지가 가중되는 생활을 할 수밖에 없습니다. 타고난 바타 체질이 아닐지라도 오랜 시간 깨어 있는 데 반해 충분한 수면 시간을 갖지 못하고, 즉석 식품이나 차가운 도시락처럼 소화가 잘 안 되는 음식을 자주 섭취해 위에 부담을 주는 등 일상생활 속에서 바타를 교란시키면 피타(물 에너지), 카파(불 에너지)도 함께 끌려 나와 컨디션이 무너지기 쉽습니다.

바타에는 다섯 가지 에너지가 있는데, 이중에서 '아파나Apana'라는 골반 아래로 흐르는 배출과 관련된 에너지와 '프라나Prana'라는 머리 주변의 '흡수'와 관련된 에너지의 균형이 매우 중요합니다. 프라나는 눈을 통해 많은 양의 정보를 처리하거나 불쾌한 소리, 큰 소리에 계속 노출되거나 신경 쓰는 시간이 길어지면 교란되고 맙니다. '위쪽에서 흡수하는' 프라나의 활동이 강해지면 자연히 아파나의 '아래로 배출하는 힘'이 제대로 발휘되지 못해 몸에 독소가 쌓이게 되지요. 즉, 변비에 걸리거나 마음이 들뜨거나 불안감이 높아지고 잠에 쉽게 들지 못하게 됩니다. 자율신경계나 내분비계 등 몸의 정밀한 소통이 차단되면 신체 부진이 여성의 경우 포궁이나 난소에서 쉽게 나타나게 됩니다.

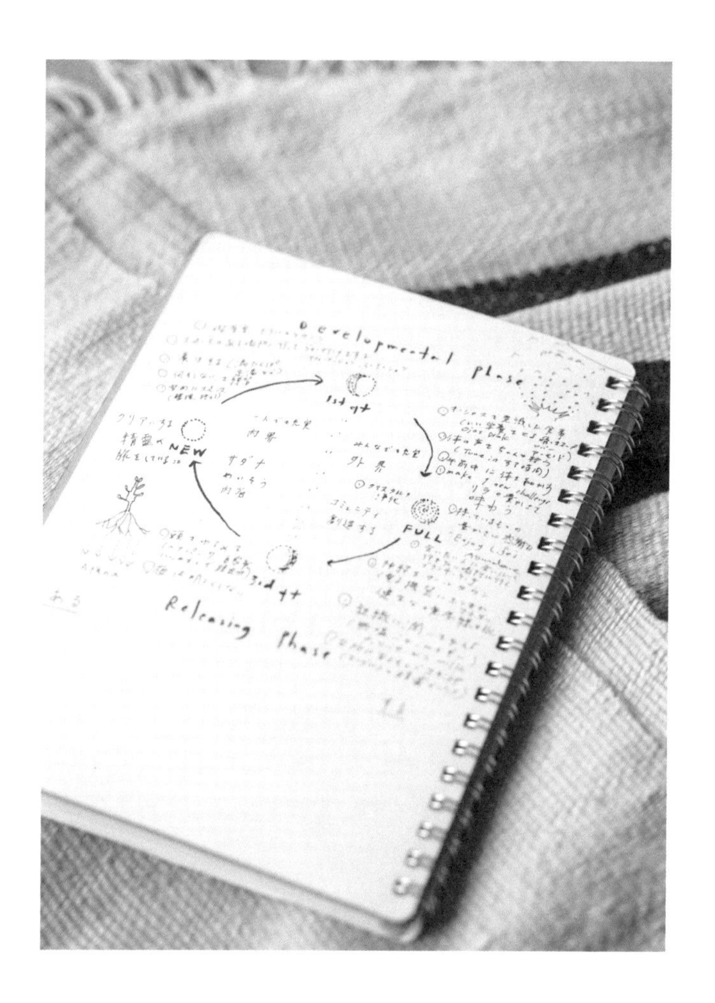
Developmental Phase
NEW
FULL
Releasing Phase

음식 섭취로 에너지를 정비한다 ① — 기 버터

아유르베다에서는 음식이 몸뿐 아니라 정신에도 영향을 끼친다고 여기므로 매일의 식사를 중요시합니다.

대다수의 현대 여성은 '건조함 · 차가움' 성질의 바타가 강화되기 쉬운 환경에서 살고 있기 때문에 반대 성질의 도샤와 중화시키기 위해서는 '촉촉하게 적시고, 몸을 따뜻하게' 해야 합니다. 이때 도움이 되는 것이 바로 오일 케어입니다. 오일 마사지를 하거나 엑스트라 버진 올리브유, 아보카도, 견과류, 청어 등 좋은 기름을 섭취하세요. 쇼트닝이나 마가린 등 트랜스지방산이나 산화된 기름을 피하는 것도 한 가지 방법입니다.

그중에서도 무염버터를 정제해서 만드는 기 버터Ghee butter*는 몸 구석구석까지 퍼져나가 바타를 촉촉하게 적셔줍니다. 이 버터는 체력과 지력을 높이고 생명력, 생식 능력을 증대시켜 몸을 유연하게 해주기 때문에 임신을 계획하고 있거나 활력을 되찾고 싶은 분에게 추천합니다. 얼굴에 발라도 좋아요. 저는 피곤할 때면 꿀과 섞어 한 숟가락씩 퍼먹습니다. 또는 찌거나 삶은 채소 위에 드레싱처럼 뿌리기도 하고 퀴노아, 말린 멸치, 파슬리, 아몬드에 기 버터를 섞어 밥과 함께 보온 도시락에 담아 점심 식사로 가지고 다닙니다.

*** 기 버터 만드는 방법**

1. 무염버터 400~500g을 두꺼운 냄비에 넣고, 뚜껑을 덮지 않은 상태에서 중불에 데웁니다.
2. 버터가 녹으면 약불로 줄여 15~20분간 타지 않도록 가열하며 거품을 걷어냅니다.
3. 끓는 소리가 줄어들고 표면이 작은 거품으로 덮이며 아래에 침전물이 생기면 불을 끕니다. 종이 필터 등으로 거른 뒤 열탕 소독한 유리병에 보존합니다.

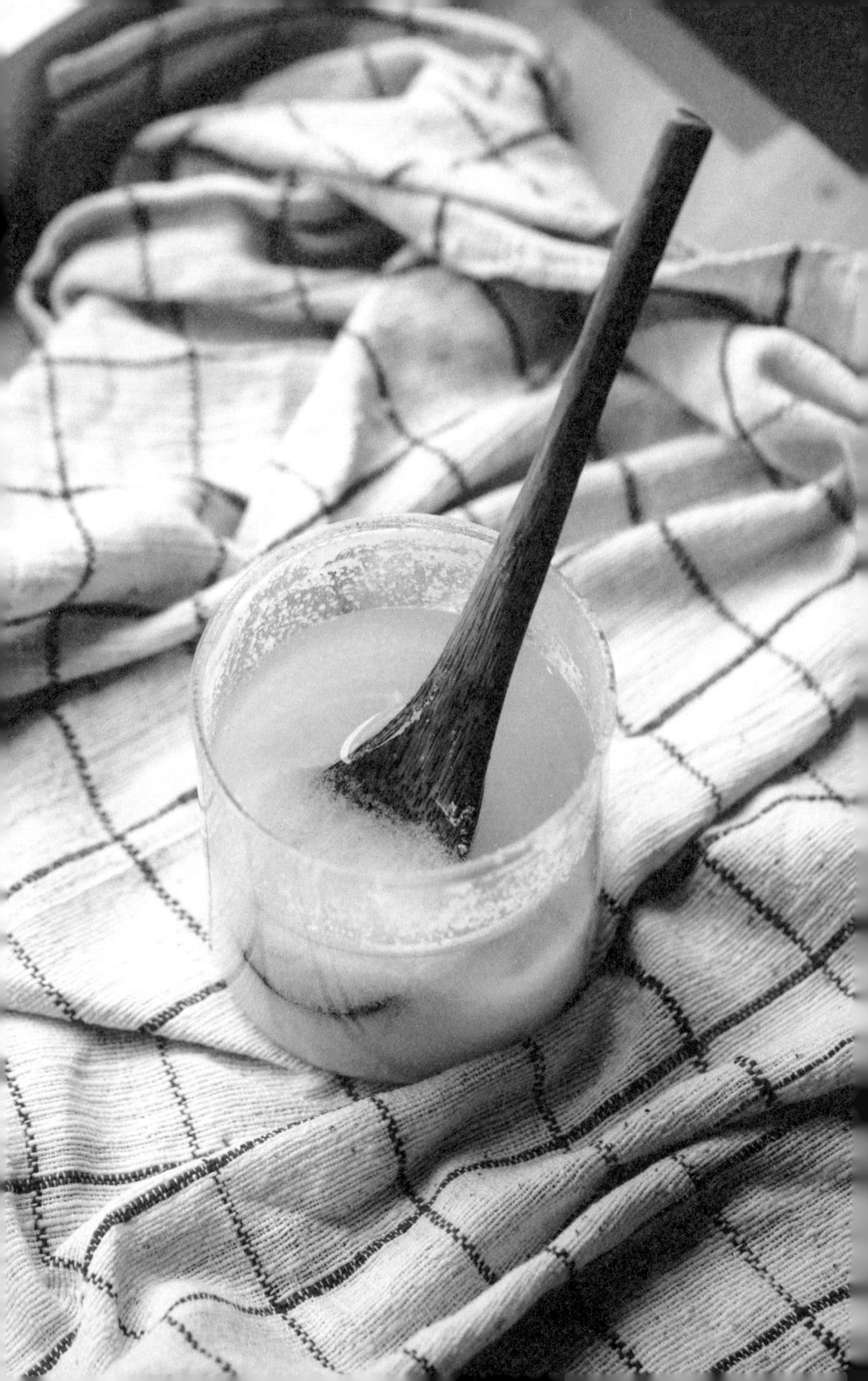

음식 섭취로 에너지를 정비한다 ② — 홀푸드

우리 입으로 들어가는 음식은 소화 경로를 통해 마지막에는 '오자스Ojas(생명의 에너지)'로 바뀌게 됩니다. 오자스는 생기의 기반으로, 영유아일 때는 이 에너지가 넘쳐흐르지만 보통은 나이를 먹을수록 점점 줄어들게 됩니다.

아유르베다에서는 홀푸드wholefood를 오자스로 쉽게 바뀌는 음식으로 꼽고 있습니다. 앞의 기 버터를 포함해 유기농 우유, 제철 과일, 생아몬드, 갓 지은 밥, 갓 수확한 채소 등이 대표적인 홀푸드입니다. 생아몬드는 하룻밤 물에 담가 껍질을 벗겨 매일 10알 정도 먹으면 피로를 푸는 데 매우 좋다고 알려져 있지요.

스트레스 수치가 높은 사람은 비타민과 미네랄 소모가 많고, 여성은 월경 때마다 많은 양의 철분이 몸에서 빠져나갑니다. 이러한 영양소의 부족은 호르몬 불균형, 월경전증후군, 우울감에도 영향을 주므로 미네랄이 풍부한 좋은 지방—오일 코팅이 되지 않은 견과류를 부지런히 섭취해야 합니다. 시리얼이나 샐러드 등에 곁들여 먹거나 말린 과일과 함께 간식처럼 먹어도 좋습니다.

식품을 사기 전에 항상 원재료를 보는 습관을 들이고, 잘 모르는 재료가 들어간 식품을 피하는 것도 한 가지 방법입니다.

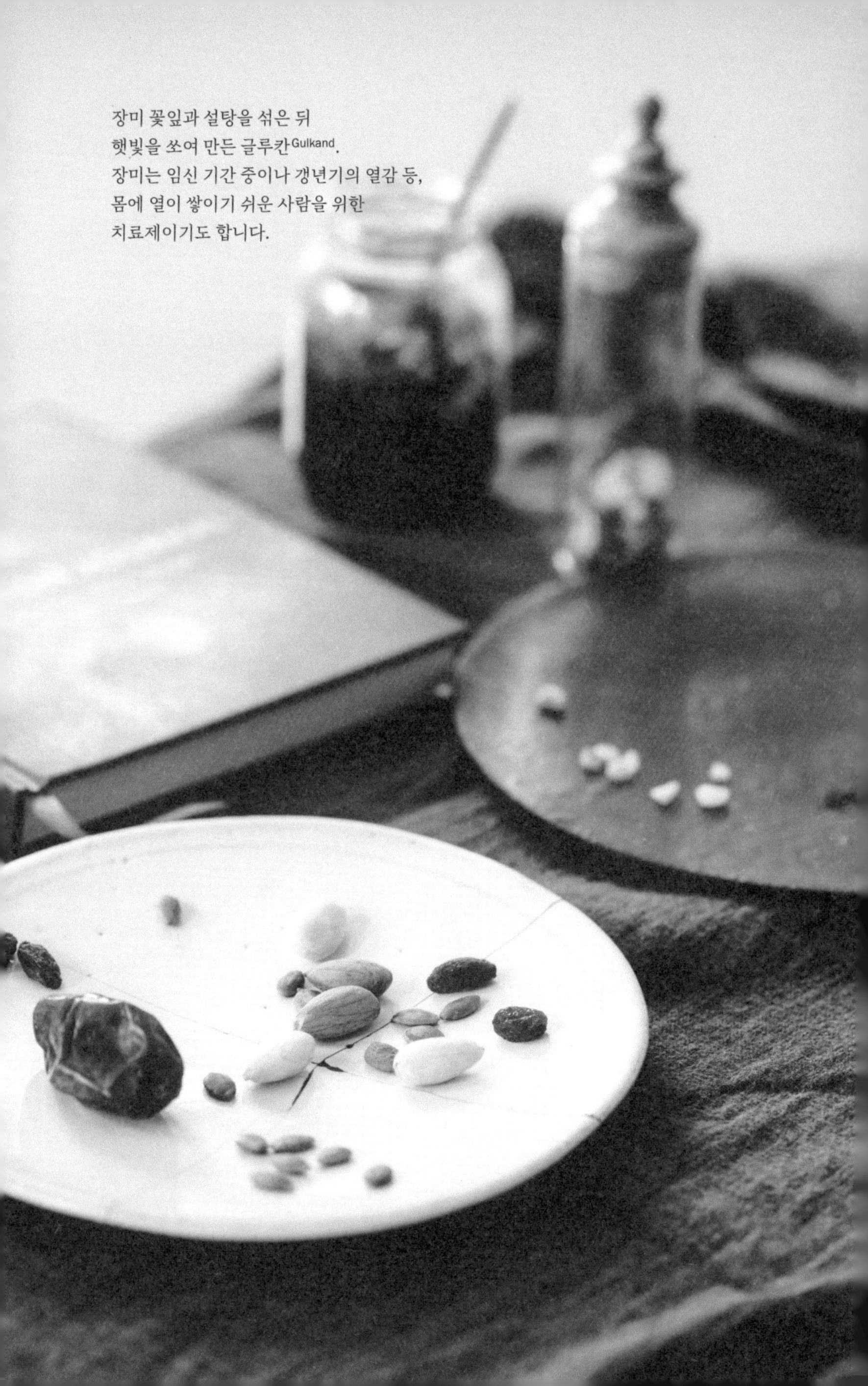

장미 꽃잎과 설탕을 섞은 뒤
햇빛을 쏘여 만든 글루칸Gulkand.
장미는 임신 기간 중이나 갱년기의 열감 등,
몸에 열이 쌓이기 쉬운 사람을 위한
치료제이기도 합니다.

달의 요가 호흡법

적절한 호흡은 신경계의 균형을 조절하거나 기분을 풀어주는 효과가 있습니다. 달의 요가는 몸을 무리하게 움직이는 운동이 아니지만, 피로가 극심하다면 요가 자세를 취하기보다는 이 페이지에서 소개하는 호흡을 연습해 보세요.

앞에서 소개한 두 여성 호르몬은 우리의 기분을 조절하는 세로토닌의 생성과 전달에도 관여하고 있습니다. 따라서 호르몬 변화가 급격히 일어나는 월경 전이나 출산 후, 갱년기에는 사소한 일로 쉽게 짜증이 날 수 있습니다. 짜증의 강도가 기준치를 넘어서면 공격적으로 변하거나 불안한 기분에 압도되기도 합니다. 이러한 때나 컨디션이 안 좋은 시기, 유독 피곤할 때 도움이 되는 것이 바로 어디서든 손쉽게 할 수 있는 '호흡 의식하기'입니다.

우리 몸은 부위마다 각각의 이름이 있지만, 사실 각 부위는 몸속에서 신경이나 근육 등으로 연결된 하나입니다. 밖에서 볼 때는 피부라는 커다란 껍질 하나에 덮여 있기도 하고요.

우리가 심호흡을 하면 호흡의 주 근육인 횡격막이 움직이면서 마치 도미노처럼 배나 골반에 있는 소화기관, 생식기, 장기를 받치고 있는 골반저근(→ p. 37 참조)에도 영향을 미치게 됩니다.

신선한 호흡이 차츰 몸속으로 퍼져나가며 장기를 마사지한다고 상상하세요. 그와 동시에 어긋나기 쉬운 마음과 마음을 하나로 묶어 나가보세요. 나 자신을 배려하는 마음과 지금 나에게 다가오는 감정을 함께 살피는 방법을 찾아보세요.

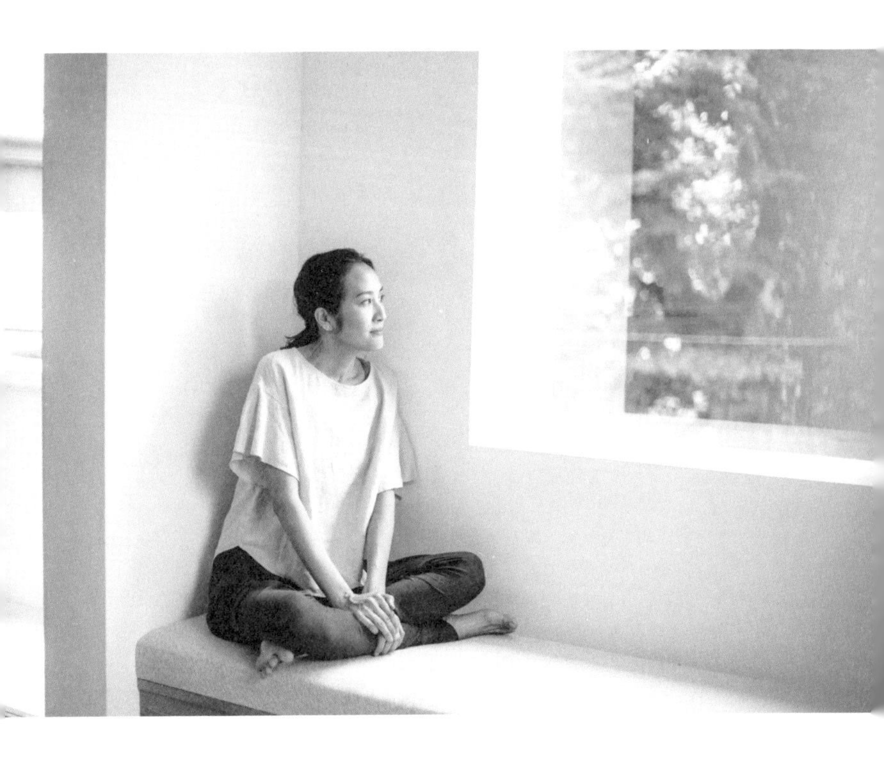

달의 요가 호흡법 포인트

Point 1

생각이 날 때마다 편하게
한두 번 호흡을 깊게 음미하며
마음을 살피는 습관을 들여보세요.
의식적인 호흡은 생각이나 감정에서
나를 분리시키고, 스스로를
중심으로 되돌아오게
해줍니다.

Point 2

정신적인 압박감이 심하다면
배에 힘을 주고 조금씩
천천히 길게 숨을 뱉어냅니다.
전부 뱉어냈다면 힘을 빼고
깨끗한 공기를 배 깊숙한 곳까지
들이마십니다. 집중해서 원하는
만큼 반복하세요.

Point 3

'받아내듯이 숨을 들이마신다'
'주듯이 숨을 내뱉는다'라는 말을 의식하며
호흡합니다. 이 방법은 제 요가 스승인
마크 위트웰Mark Whitwell 선생님에게 배운 것입니다.
수업에서 학생들의 호흡을 관찰하다 보면 복부에
힘을 줘서 숨을 강하게 뱉는 것Give은 잘하지만
힘을 빼고 들이마시는 것Receive에서 헤매는
사람들이 많습니다. 대부분의 여성들이 열심히
노력하는 사람이다 보니 힘내는 것은 잘해도
힘을 빼고 놓아버리는 데 익숙하지
않아서 그런 것 같습니다.

달의 요가 호흡법 0

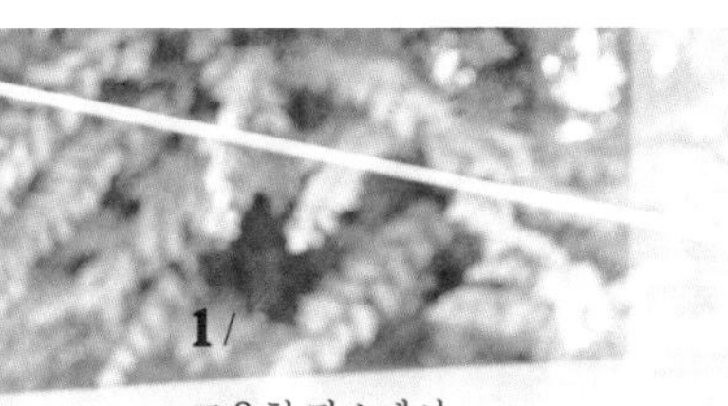

1/

조용한 장소에서
천장을 보고 누우세요.
필요하다면 쿠션 등으로
몸을 편하게 받쳐주세요.

2/

일상의 '말을 고르고', '분석하는' 모드에서
'느끼고', '그저 맛을 음미하는' 모드로 바꿔주세요.
가볍게 눈을 감고 손을 아랫배 주변에 올려두고
오늘의 내 몸과 연결되는 순간을 느껴보세요.

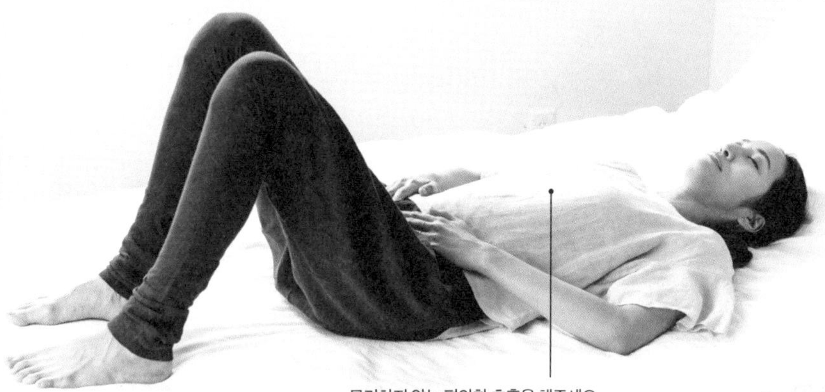

무리하지 않는 편안한 호흡을 해주세요.
숨을 들이쉬며 "깊게", 숨을 뱉으며 "편하게"라고 말하는 것도 좋습니다.
호흡과 함께 생겨나는 감각을 관찰해보세요.

달의 요가 호흡법 1

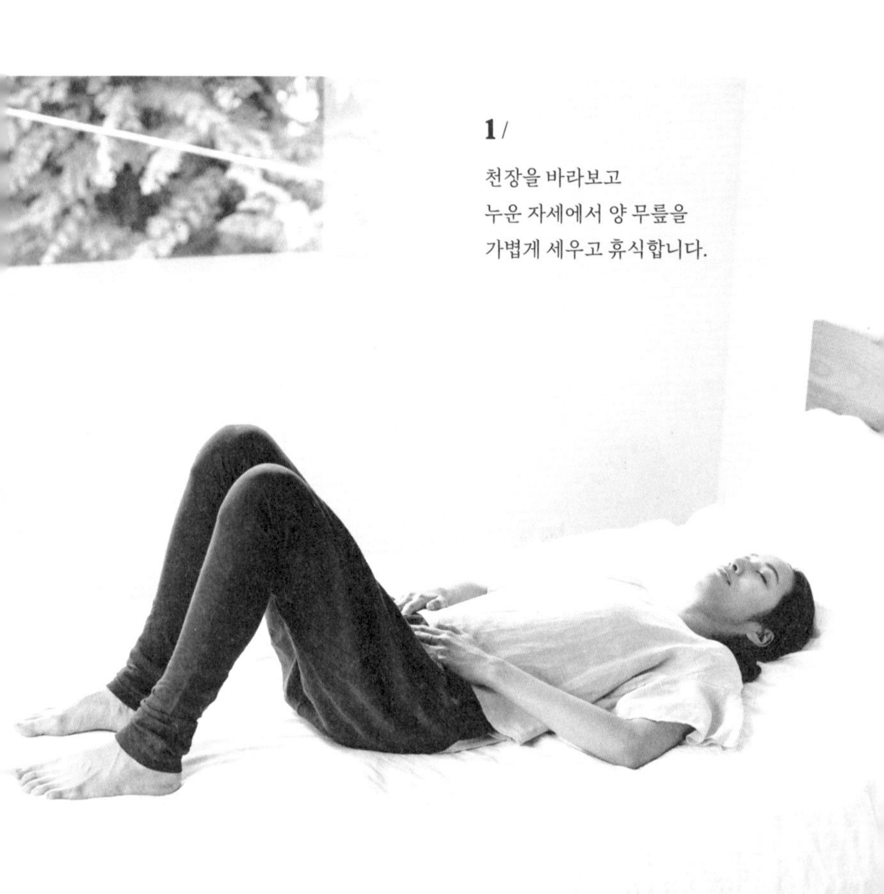

1/

천장을 바라보고
누운 자세에서 양 무릎을
가볍게 세우고 휴식합니다.

▶ 골반저근은 골반 내의 소화기와 생식기를 받쳐주며 요도·질·항문 세 구멍을 연결하는 중요한 근육군입니다. 자전거 안장에 걸터앉을 때 가랑이에 닿는 부분으로, 달의 요가 호흡법에서는 횡격막의 움직임에 따라 조이거나 느슨하게 풀어줍니다.

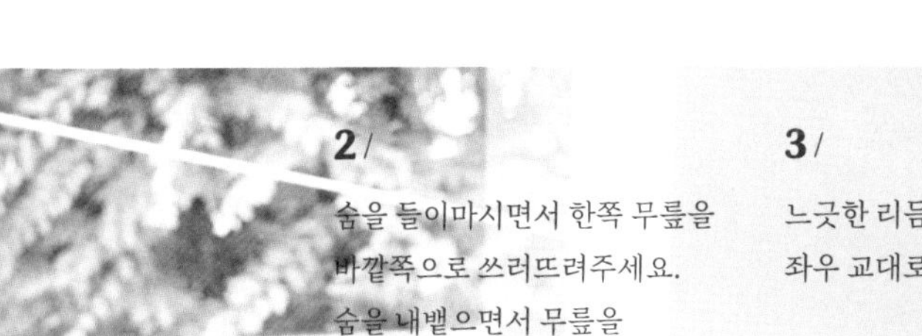

2/

숨을 들이마시면서 한쪽 무릎을 바깥쪽으로 쓰러뜨려주세요. 숨을 내뱉으면서 무릎을 원래의 자리로 되돌립니다.

3/

느긋한 리듬으로 좌우 교대로 반복합니다.

숨을 들이마실 때, 골반의 안쪽이 부드럽게 풀리며 퍼지는 감각, 숨을 내뱉을 때 배가 조여지며 골반저근을 끌어올리는 감각을 느껴보세요. 골반의 안쪽을 채우듯 숨을 들이쉬고, 반대로 숨을 내뱉을 때는 포궁을 부드럽게 껴안으며 명치 쪽으로 살짝 끌어당기듯 숨 쉽니다.
무릎을 되돌릴 때, 골반저근과 배에 힘을 주도록 합니다.

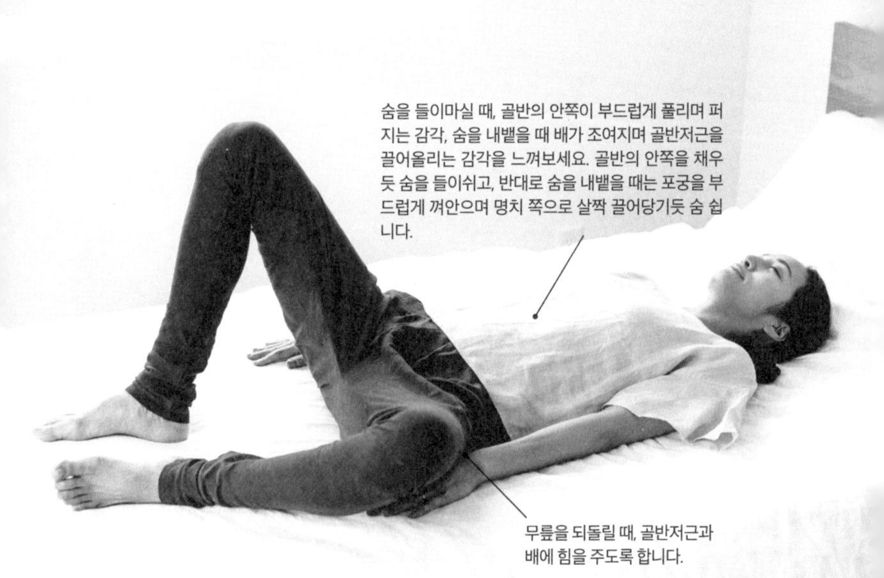

달의 요가 호흡법 2

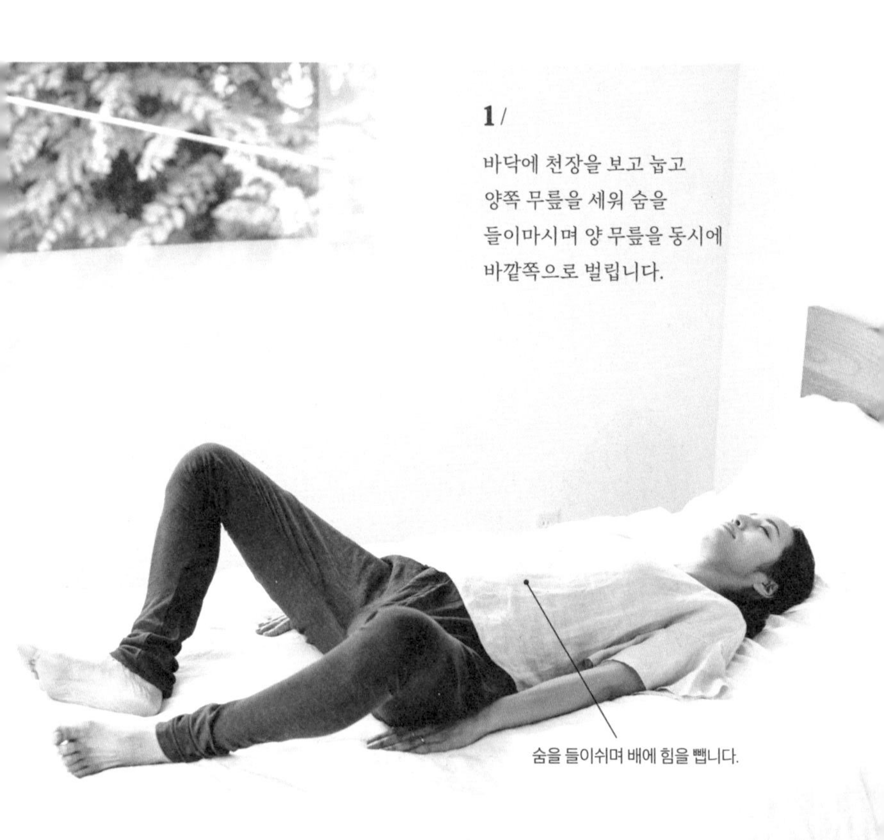

1/

바닥에 천장을 보고 눕고
양쪽 무릎을 세워 숨을
들이마시며 양 무릎을 동시에
바깥쪽으로 벌립니다.

▶ 월경 중에는 이 방법과 조금 다르게 호흡합니다. 아래로 흐르는 기운을 방해하지 않도록 배에 힘을 주지 마세요. 들숨에서 배를 자연스럽게 채우고, 날숨에서 포궁이 한숨을 쉰다고 상상하며 더더욱 힘을 뺍니다.

▶ 요가의 호흡은 기본적으로 코로 들이마시고 내뱉지만, 월경 중이나 특히 스트레스가 쌓여 있을 경우에는 코로 들이마시고 입으로 한숨을 쉬는 것처럼 숨을 길게 내뱉는 것을 추천합니다. 턱 관절을 부드럽게 하며 "하~앗" 하고 숨을 내뱉거나 이와 이 사이로 "스읏~" 하며 마찰음을 내며 숨을 내뱉거나 입술을 빨대처럼 둥글게 말아 "후~웃" 하며 숨을 내뱉는 등 여러 가지 방법을 시도해 나에게 맞는 방법을 찾아보세요.

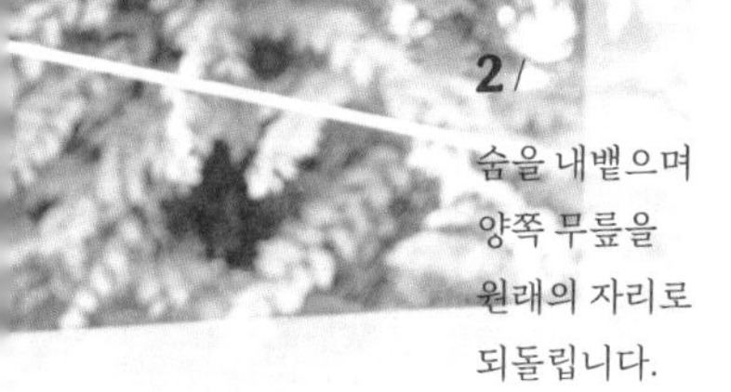

2 /

숨을 내뱉으며
양쪽 무릎을
원래의 자리로
되돌립니다.

3 /

여러 번 반복한 후에
양쪽 다리를 펴고 송장 자세
(누운 상태에서 취하는 휴식 자세 -
옮긴이 주)를 취하며 휴식합니다.

숨을 내뱉으며 골반저근을 끌어 올려 복부를 안정시킵니다.
손을 아랫배나 좌골(엉덩뼈, 의자에 앉았을 때 앉는 부분에 닿는 엉덩이의 둥근 부분 - 옮긴이 주)에 대면 호흡에 따른 몸의 연동을 더 잘 느낄 수 있습니다.

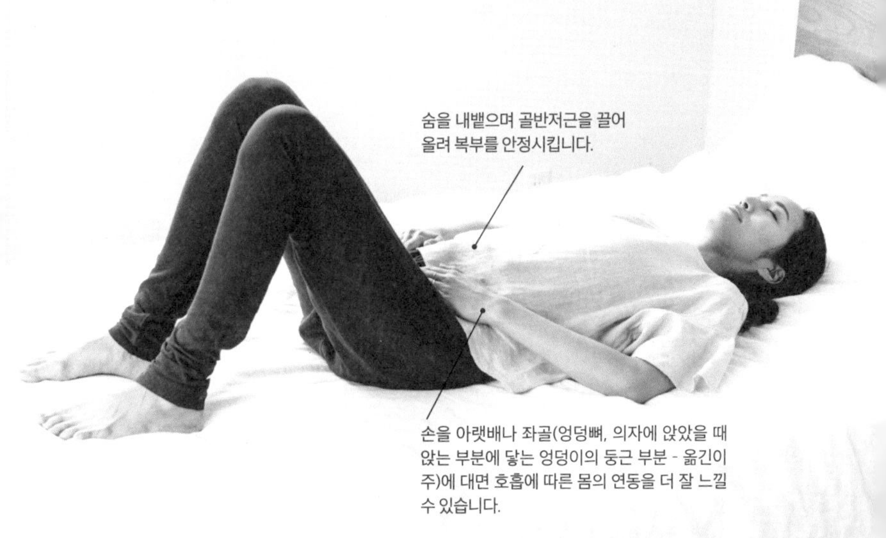

달의 요가 준비

When·Where

거실이나 침실, 요 위도 좋습니다.
밤에 요가를 한다면 자기 전이므로
직접 조명보다는 간접 조명이나 캔들을 켜는 게 좋습니다.
아침이라면 커튼을 열고 자연광을 맞으며 하는 게 좋아요.
창문을 살짝 열어 신선한 공기 속에서 한다면
더더욱 좋습니다. TV나 스마트폰의 전원은 잠시 꺼두고,
바깥세상으로 나가기 전, 짧은 시간이어도 좋으니
자기 자신을 들여다보는 시간을 가지세요.
신경을 진정시키는 자세는 밤에, 근육을 사용하는
자세는 해가 떠 있을 때 하는 것도 하나의 방법입니다.

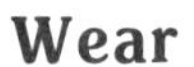

Wear

실내복이나 파자마 등 몸을 조이지 않고
움직이기 편한 옷이 좋습니다. 입었을 때
편하게 느껴지는 옷을 선택하세요.

etc.

바닥이 딱딱하거나 차가운 경우에는
몸이 차가워지지 않도록 요가 매트나
커다란 배스 타월을 사용하세요.
요 위에서 한다면 요가 매트는 없어도 괜찮습니다.
자세에 따라 쿠션이나 베개, 갠 담요 등을 준비해주세요
(→ p.48, p.53, p.122). 달의 위상에 맞춘 라이프 스타일 팁은
마음에 드는 것을 골라서 따라 해보세요.

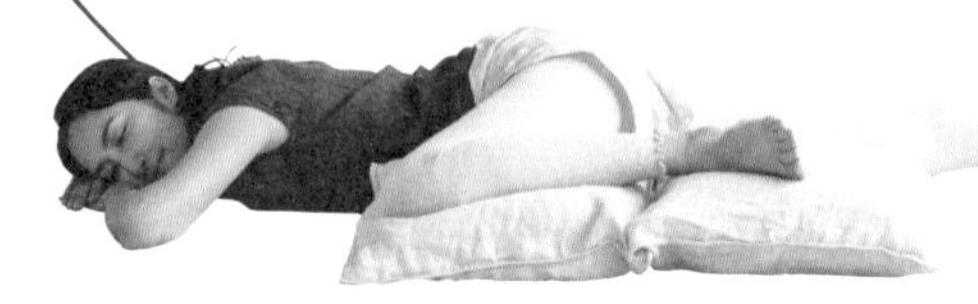

PART 2

초승달~상현달 월경기 요가

월경기의 테마 '정화'
- 나 자신을 아낀다

월경기에는 여성 호르몬인 에스트로겐과 프로게스테론의 분비가 매우 적어집니다. 이 두 호르몬은 우리 몸과 마음 모두에 영향을 미치기 때문에 기분이 처지고 예민해지며 감수성이 높아지기도 합니다. 면역력도 낮아져 감염이나 배탈 등도 일어나기 쉬워지죠.

이 시기에는 나를 피곤하게 만드는 장소와 사람을 피해 스스로를 위한 시간을 갖는 게 좋습니다. 억지로 힘을 쥐어짤 수밖에 없는 경우도 있겠지만, 이 시기에는 되도록 무리하지 말고 지금의 현실을 받아들이고 쉬세요.

자궁내막의 새로운 주기가 시작되는 이 시기는 육체적인 디톡스뿐 아니라 정신적인 디톡스도 함께 해주는 게 좋습니다. 초승달 무렵에 하는 명상은 지금의 자신에 대해 나의 내면에 묻는 시간입니다. 바쁠 땐 바쁘다고 자각할 새도 없이 그저 이불 속으로 향하게 되지요. 잠시 멈춰 명상하는 시간을 가져보세요. 이 외에도 지갑이나 가방을 정리하거나 티트리 오일을 희석해서 물걸레질 하는 것도 정화에 도움이 됩니다.

골반 부위를 여는 자세로 아파나를 촉진하자

골반 부위를 여는 자세는 아래로 향하는 에너지(아파나)를 촉진시킵니다. 또한 바닥과 가까운 위치에서 취하는 자세는 '지금 여기에 있다'는 감각을 높여줍니다.

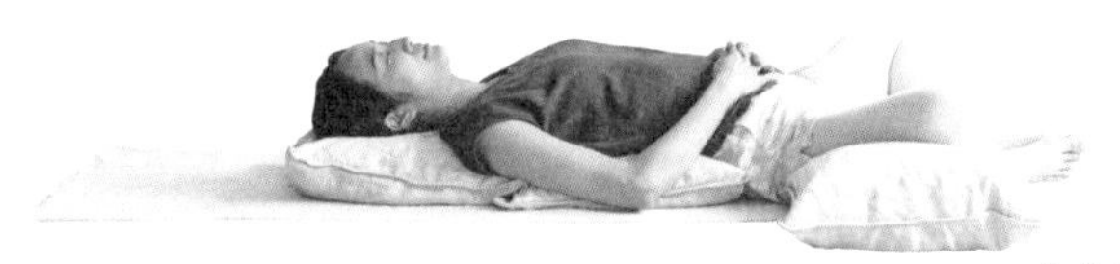

누운 나비 자세 p. 48

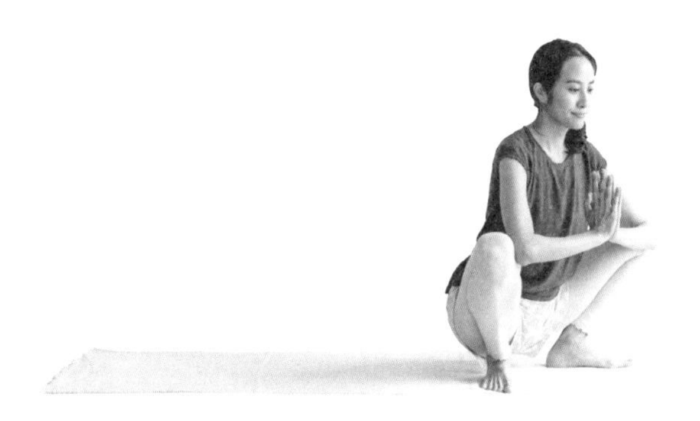

화환 자세 p. 50

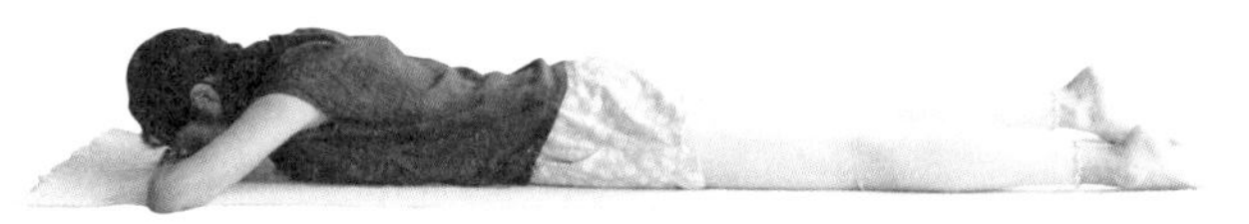

엎드린 악어 자세 p. 52

월경기의 아유르베다 에너지

바타 (바람)

아유르베다에서는 월경기를 아래로 흐르는 에너지인 아파나가 활발해져(→ p. 26 참조) 심신이 정화되는 시기라고 생각합니다.

일상의 스트레스 등으로 이 자연스러운 배출이 방해를 받으면 '아마Ama(독소)'가 생겨나 월경통 등의 원인이 되기도 합니다.

또한 이 시기는 불안정한 요소를 가진 바타 에너지가 높아지기 쉽습니다. 몸과 마음 모두 평소보다 지치기 쉽고, 장시간 이동하거나 밤샘, 철야, 몸을 차게 하거나 신경을 많이 쓰는 일은 모두 바타를 교란시킵니다. 그렇기 때문에 이 시기에는 '내려놓는 것', '쉬어서 긴장을 늦추는 일'이 가장 중요합니다.

평소의 식사나 휴식, 심신에 대한 나의 태도는 모두 미세한 형태로 하나의 소우주인 자신의 몸으로 전해지고, 이에 대한 몸의 답장이 바로 월경입니다.

지금 월경을 하고 있다면 이전의 생활을 돌이켜보세요. 괜찮은 생활을 한다면 분명 다음 월경 주기에 도움이 됩니다.

세 가지 성질(도샤)

바타 성질의 사람은 몸이 차고 변비에 걸리기 쉬우며 마른 편이고 허약하며 식욕이 일정치 않고 피부가 건조하며 기분이 쉽게 들뜨고 갱년기가 빨리 찾아오는 특징이 있습니다.

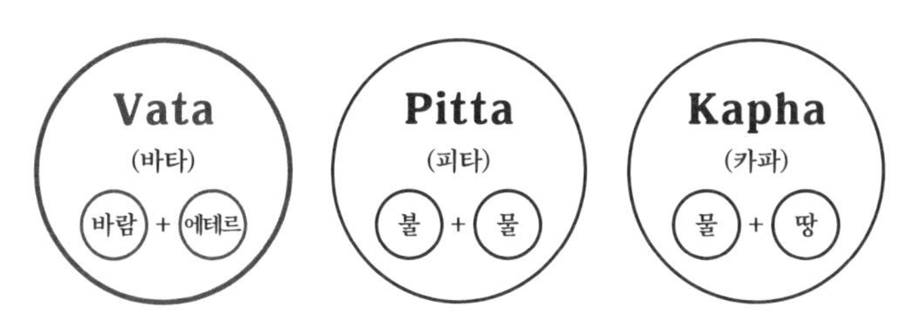

이 시기를 보내는 아유르베다식 방법

· 약속을 줄이고 여유를 만끽하며 보낸다
· 마음이 편하게 느껴지는 것을 선택한다
· 몸을 차게 하지 않는다
· 소화가 잘되는 음식을 먹는다
· 내면의 목소리에 귀를 기울인다

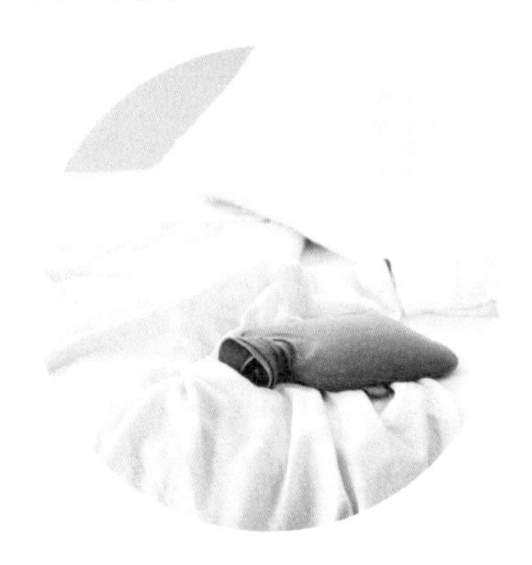

POSE 1

긴장을 풀어주는 누운 나비 자세

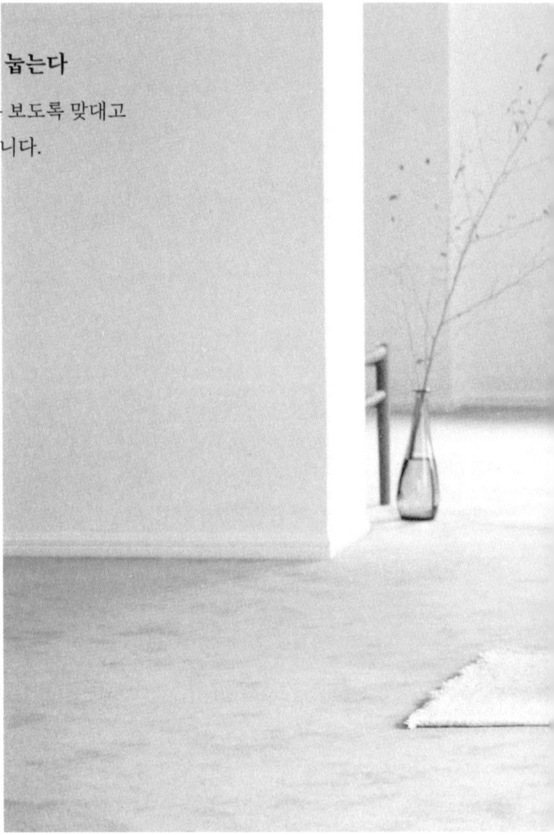

1 / 천장을 바라보고 눕는다

양 발바닥이 서로 마주 보도록 맞대고
천장을 바라보며 눕습니다.

의식하면 좋은 포인트

- 손의 온기와 무게
- 자궁내막의 에너지를 느껴본다
- 숨을 뱉을 때 골반저근의 힘을 뺀다
- 손으로 배에 원을 그리며 문지른다
- 턱에 힘을 뺀다

· 피로를 풀어준다
· 긴장을 완화해준다
· 전신에 공간을 만든다
· 쉬는 연습
· 고관절 안측의 이완을 돕는다

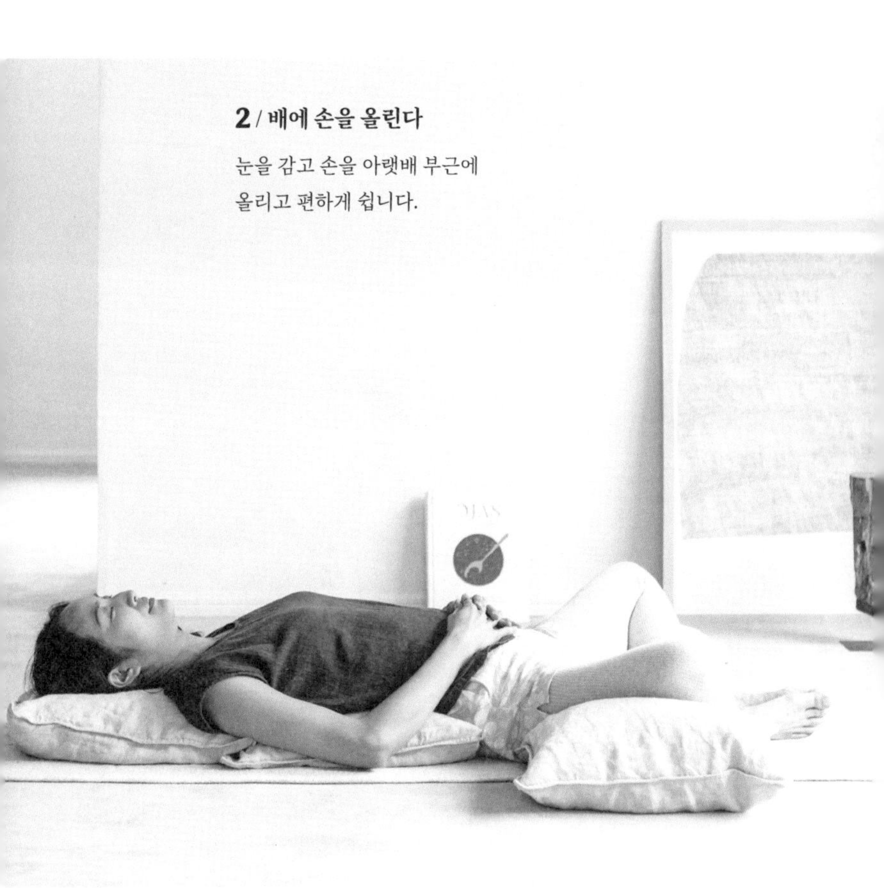

2 / 배에 손을 올린다

눈을 감고 손을 아랫배 부근에
올리고 편하게 쉽니다.

▶ 머리나 양쪽 무릎 아래에 쿠션이나 베개, 혹은 담요를 개서 받쳐줍니다. 회음과 뒤꿈치 간의 거리를 조절해 스스로 편하게 느껴지는 자세를 찾아보세요.

○ POSE 2

월경혈의 흐름을 원활하게 해주는 화환 자세

1 / 척추를 세운다

다리를 어깨너비보다
살짝 넓게 벌리고 쪼그려 앉습니다.
양손을 가슴 앞에서 합장하고
척추를 세웁니다.

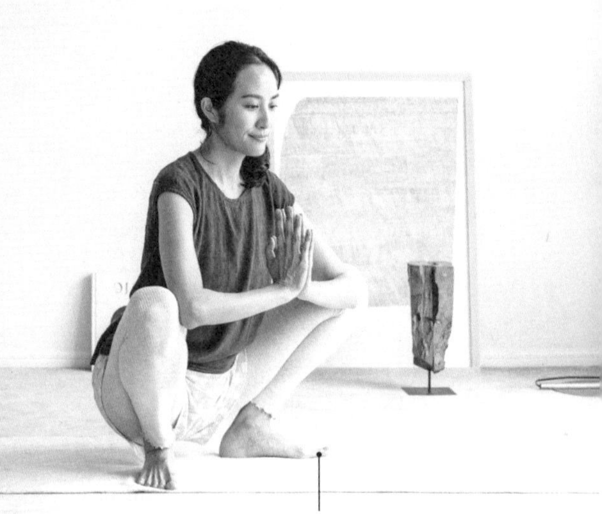

발끝은 자연적으로 바깥을 향하게 됩니다.

의식하면 좋은 포인트

- 팔꿈치와 허벅지를 서로 민다
- 아래로 흐르는 힘과 위로 흐르는 힘의 균형
- 숨을 내쉴 때 골반저근의 힘을 뺀다
- 몸의 중심을 관통하는 단 하나의 선인 척추를 의식한다

· 고관절과 척추가 안정된다
· 에너지를 아래로 흐르게 한다
· 월경혈의 흐름을 원활하게 한다
· 생기를 되찾게 한다

2 / 가슴을 연다

오른쪽 팔을 오른쪽 다리에 감고
왼팔을 몸 뒤로 감아
양손을 맞잡으세요.
양 견갑골의 사이를 좁혀
가슴을 엽니다.

3 / 반대편도 실시한다

들숨에서 배에 힘을 빼고
날숨에서 남은 힘을 더더욱 뺍니다.
(들숨에 넓어진 가슴의 공간을 느끼고,
날숨에 힘을 빼 에너지가 충분히 아래로
흐르도록 합니다. - 감수자 주)

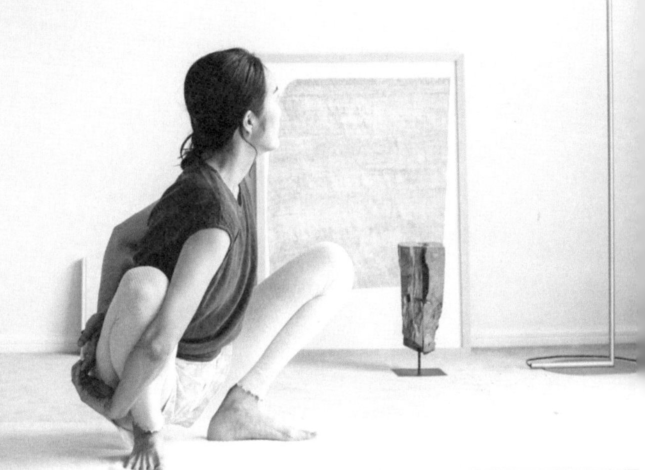

POSE 3

월경통을 완화해주는 엎드린 악어 자세

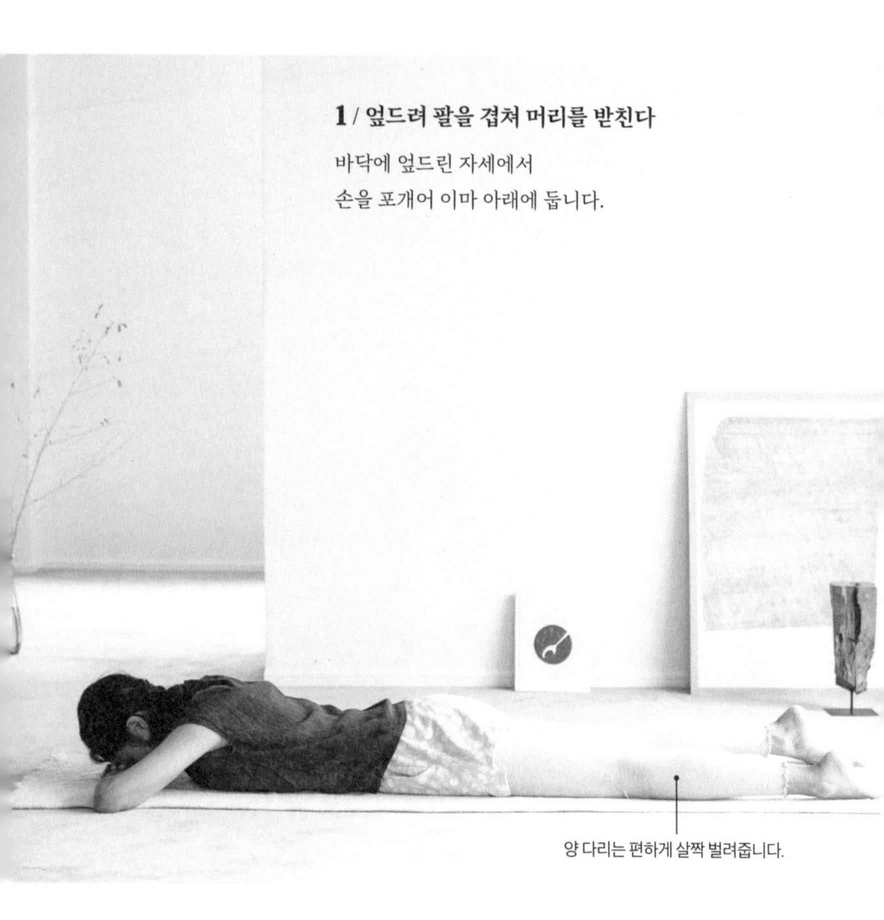

1 / 엎드려 팔을 겹쳐 머리를 받친다

바닥에 엎드린 자세에서
손을 포개어 이마 아래에 둡니다.

의식하면 좋은 포인트

- 복압을 이용해 호흡 시 생기는 몸의 변화를 느껴본다
- 허리 부근에 핫팩 등을 올려두고 쉰다
- 쿠션을 이용하면 고관절과 허벅지 안쪽을 더 편안하게 이완할 수 있다

· 쉬는 연습
· 늑골 사이의 근육(늑간근)을 풀어주어 심호흡을 돕는다
· 골반 주변의 긴장을 완화한다
· 월경통을 완화한다

2 / **고관절의 힘을 뺀다**

왼쪽 무릎을 굽혀 겨드랑이 쪽으로 올립니다.
고관절과 무릎의 각도를 조절하면서
스스로 편하게 느끼는 위치를 찾습니다.
숨을 편하게 쉴 수 있는 자세를 유지합니다.

3 / **반대편도 실시한다**

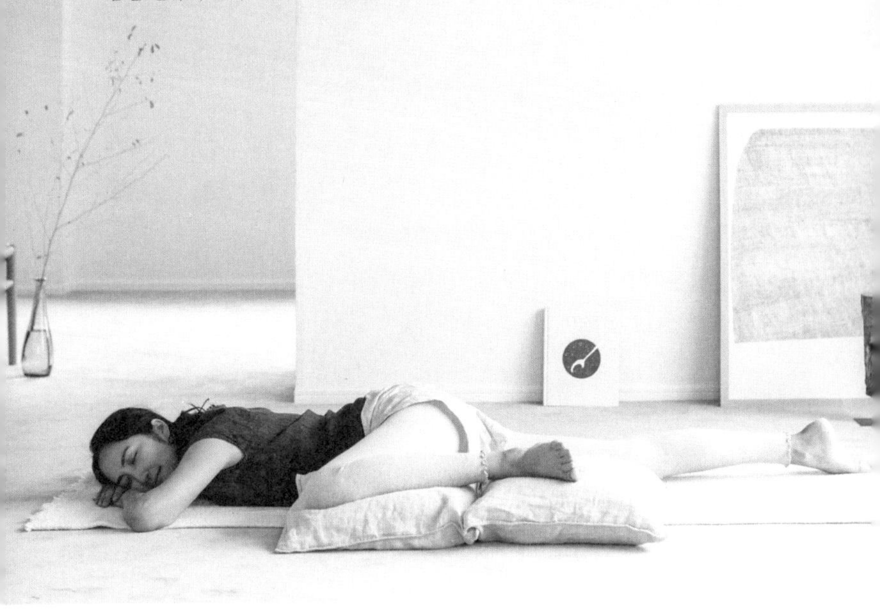

초승달 무렵의 명상

초승달은 새로운 주기가 시작되는 시기. 요가를 마친 후에는 그달의 자기 암시를 해봅시다.

달은 어둠에 가려져 보이지 않지만, 그렇기에 더더욱 나 자신을 의식하기 좋은 게 초승달이 뜨는 시기입니다. 이 무렵에는 자신 내면에 빛을 비추는 명상이 아주 좋습니다.

여러 가지 불안이나 혼란을 영점으로 되돌려보지 않겠어요?그리고 새롭게 시작하는 달의 주기에 맞춰 시간과 에너지를 쏟고 싶은 새로운 테마*에 마음을 집중해보세요.(살면서 누구나 불안과 혼란 속에 놓일 때가 있습니다. 그것이 감정, 즉 마음의 작용이며 의식적인 선택에 따라 멈출 수 있다는 것을 알고 연습하는 과정이 명상 수련이라고 생각합니다. 감정에 압도되거나 부정하기 이전에, 자신이 어떤 마음 상태에 있는지 떨어져서 관찰해보면 어떨까요? 스스로 감정의 원인을 알고 있다면, 그리고 지금 여기로 돌아오는 선택과 행동을 한다면, 조금 더 자유로운 우리가 될 수 있지 않을까요? – 감수자 주)

'마음속에 떠오른 일이 이루어진다'고 상상해보세요. 그때 나의 내면이 어떠한 에너지로 가득 차 있을지 상상하며 느껴봅시다.

요가를 한 후 잠들기 전의 아주 짧은 시간, 차분한 분위기 속에서 명상을 해보세요.

* 명상 주제는 다른 사람이 아니라 내가 노력해야 이루어지는 것으로 설정합니다.

마음이 차분해지는 장소에서 편한 자세로 앉아주세요.**

눈을 감고, 몸에 의식을 담아 잠시 명상하기 좋은 자세를 취합니다.

무리하지 않는 선에서 척추를 세워
아래로 흐르는 힘과 위로 흐르는 힘의 균형을 찾아
적절한 자세에서 안정을 취합니다.

적당한 타이밍이 찾아오면
호흡의 흐름에 의식을 집중합니다.

숨을 한 번 들이마실 때에 깊이(차오른다)
숨을 한 번 내쉴 때에 편하게(줄어든다)

차오르고 기우는 달처럼
몸의 구석구석까지 널리 퍼져가는 호흡을
파도가 잔잔하게 치는 듯한 리듬으로 반복합니다.

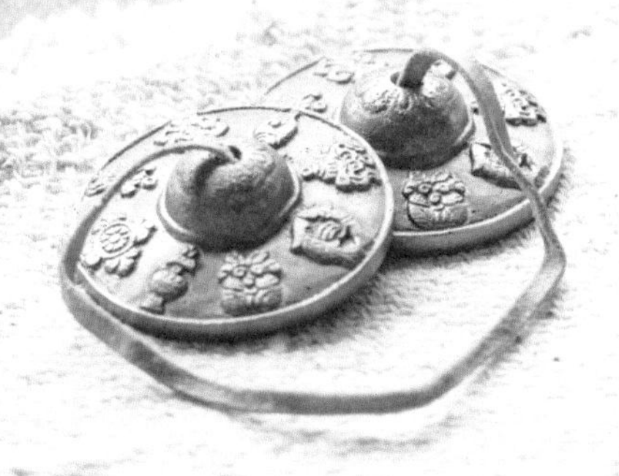

** 의자나 바닥에 앉는 것이 기본이지만,
너무 피곤하다면 누워서 해도 괜찮습니다.

○ 숨을 한 번 들이마실 때에 깊이(차오른다)
숨을 한 번 내뱉을 때에 편하게(줄어든다)

들숨이 더 이상 불가능할 정도로 가득 찼을 때
날숨이 완전히 다 빠져 나갔을 때

천천히 느려지는 숨결 사이에
조용하고 부드러운 공간이 있다는 것을 알게 됩니다.
그 공간에서 잠시 마음이 쉬어갈 수 있도록 해주세요.

이제는
아랫배 부근, 포궁이나 난소 위에
손을 가져다주세요.

손을 둔 곳 부근에서
슬며시 느껴지는 온기, 부드러운 감각이
골반을 중심으로 퍼져나간다고 상상합니다.

자신만의 페이스로 계속 편하게 호흡하면서
날숨과 함께 불필요한 것들을 놓아버립니다.

떠올랐다가
사라지는 감각을 다정히 품으며
이 시간을 내면의 내가 편해지는 것,
마음을 비우는 것에 집중합니다.

연습 마지막에 앞으로 시작하는 새로운 달의 주기에 따라
해보고 싶은 일이나 가보고 싶은 장소,

이루고 싶은 일이나 잘하고 싶은 일이 있는지
자신의 깊은 내면에 물어봅시다.

그 원하는 바를 이루기 위해
적당히 실천하고 있는 자신을 생생하게 상상하며
'그걸로 됐어' 하고 나를 받아들여주세요.

그 바람이 이루어졌을 때,
내면에 번져갈 에너지를 떠올리고 느끼며,
온몸의 세포를 그 감각에 빠져들게 합니다.

몸을 움직일 준비가 되었다면
손끝이나 발끝을 조금씩 움직이고
크게 한 번 숨을 들이마신 뒤,
입으로 "하-" 하고 숨을 뱉어봅니다.
가볍게 침을 삼켜 목구멍을 적셔주세요.

연습이 끝난 후
몸, 호흡, 마음의 상태를 무심히 관찰합니다.

이걸로 초승달 명상을 마칩니다.
감사합니다.

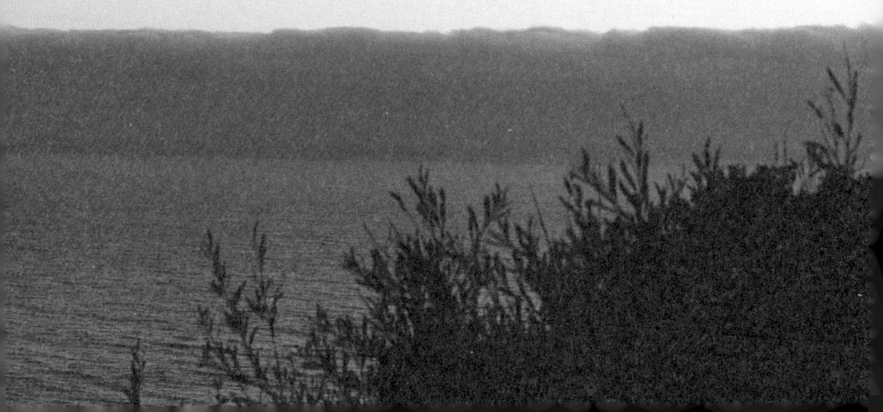

TIPS 1 적극적으로 쉬어요

새로운 주기의 시작인 초승달 무렵의 에너지는 길들여지지 않고 밖으로 향하는 성질이 있습니다. 이 시기에는 자신의 신성한 내면을 제대로 마주하는 심신의 정화 과정이 방해받지 않도록 다른 때보다 적극적으로 쉬어주세요.

여러 가지 사정이 있음에도 어느 정도 조건이 갖춰진 여성의 몸은 매달 '좋아! 이달에야말로 정자가 찾아오겠지!' 하고 준비를 합니다. 이건 우리 몸이 매우 건강하단 증거랍니다. 월경은 포궁이 수정란을 맞이하기 위해 부지런히 준비한 자궁내막을 깨끗하게 만들어 다음 임신을 준비하는, 매우 긍정적인 청소 활동입니다. 생리 활성 물질인 프로스타글란딘이 증가해 포궁이 수축되고, 말 그대로 '작은 출산'이 매월 이루어지는 것이죠. 이건 몸속의 모두가 제 역할을 열심히 하고 있다는 뜻 아닐까요?

이 시기는 에스트로겐과 프로게스테론의 분비가 적어지면서 면역력이 저하되어 감염 질환에 걸리기 쉽습니다. 이 두 호르몬은 기분 조절에도 관여하기 때문에 금세 지치기 쉬운 곳, 예를 들면 사람들이 많거나 번화한 곳은 피하는 편이 좋아요. 또한 평소보다 졸음이 몰려오는 사람도 많은데, 이 모두 호르몬의 영향이므로 이 시기에 의욕이 저

하되고 피로감을 느끼는 것은 매우 자연스러운 일입니다.

산부인과 의사인 다케타니 유지(武谷雄二) 씨는 책《월경 이야기(月経のはなし)》를 통해 일본을 포함한 수많은 문화권에서 월경 중인 여성은 집단과 떨어진 오두막에 격리해 되도록이면 편히 쉬게 장려했다는 이야기를 소개하고 있습니다. 아유르베다에서도 이 시기의 여성은 바타가 교란될 수 있으니 '바람 쐬지 않을 것', '운동하지 않을 것', '머리를 감지 않을 것' 등을 권유하고 있어요. 월경 중, 특히 출혈량이 많은 둘째, 셋째 날에는 스스로를 힐링해준다는 기분으로 느긋하게 보내세요.

평소 '내가 없으면 아무것도 돌아가지 않는다'고 생각하는 사람일수록 더더욱 자신을 소중히 아껴주세요. 에너지 소모 자체를 멈추는 것도 한 가지 방법입니다. 이를 통해 조용히 행복한 기분을 느끼고, 온화하고 모나지 않은 본래의 모습으로 돌아갈 수 있다면 더더욱 의식적으로 실천해보길 권해요. 분명 스스로에게 좋은 선물이 될 거예요.

사람마다 자신에게 맞는 방식이 있겠지요. 저는 월경이 시작되고 며칠간은 머리에 자극을 주지 않기 위해 머리를 감지 않고 샤워만 하며 보냅니다. 그리고 몸도 마음도 차가워지지 않도록 카페인 섭취나 스마트폰 등을 만지는 시간도 줄입니다. 따뜻한 물로 채운 보온 물주머니를 배에 댄 채 소파에 누워 있거나 족욕을 하며 업무와 관계없는 책을 읽기도 하죠. 아유르베다에서는 이 시기에는 더더욱 소화가 잘되는 음식 섭취를 권장하고 있습니다.* 눈과 위에 부담이 되는 일을 평소보다 줄이며 무언가를 내려 놓는 힘도 길러보세요.

---

* 월경기에는 몸을 편하게 하고 따뜻하게 데워주는 음식을 추천합니다. 조개를 듬뿍 넣은 된장국이나 각종 국물 요리, 삼계탕 등이 있습니다.

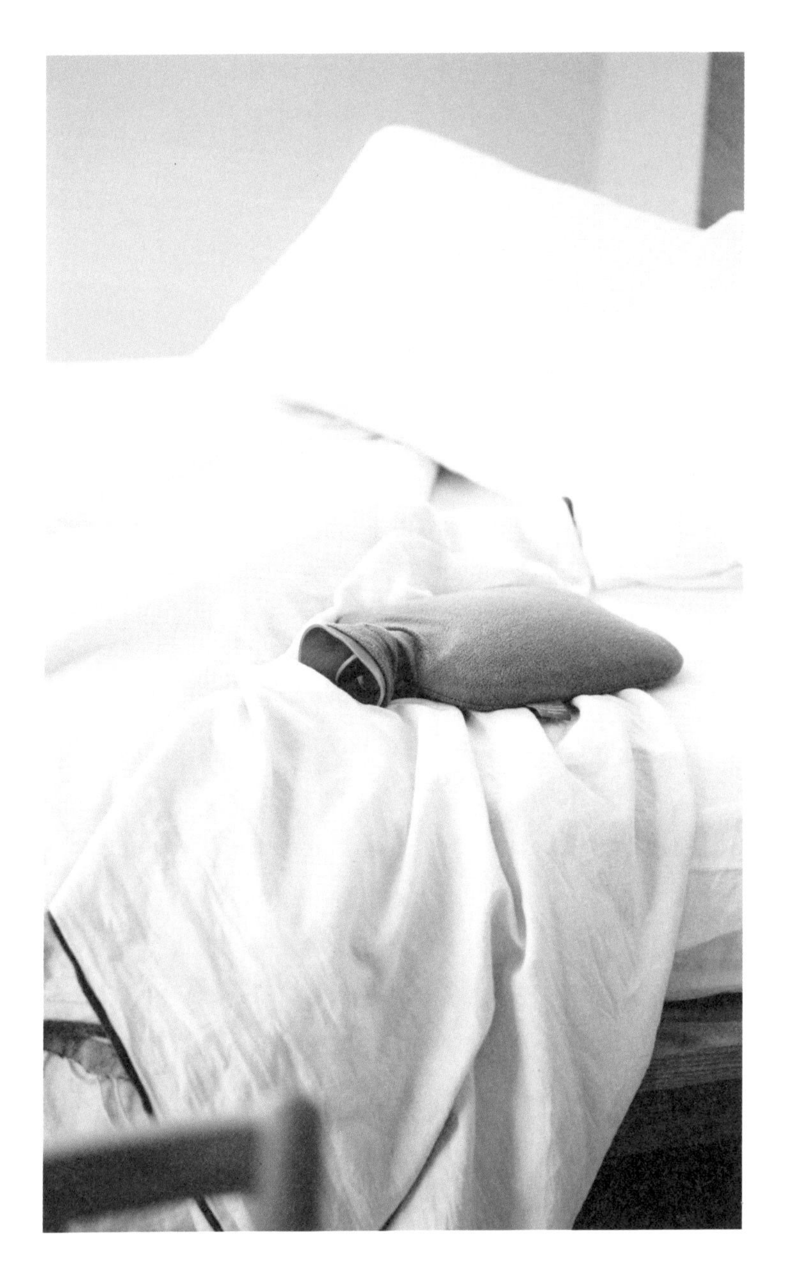

TIPS 2

텀블러 속 따뜻한 물에 카더멈을 한 알 퐁당

캐나다에서 인요가* 트레이닝을 받을 무렵의 일입니다. 점심시간 후 함께 연수를 받던 동료가 매우 조심히 걷고 있는 모습을 발견했습니다. 손에는 커피가 가득 담긴 컵과 접시가 들려 있었어요. "뭐해?" 하고 말을 걸자, "한 달 동안 플라스틱 제품을 사지 않기로 나 자신과 약속했거든." 하고 조금 쑥스러워하면서 대답하더군요. 일본에서도 텀블러를 갖고 오면 할인을 해주는 카페 등이 생겨난 지 오래지만, 해외의 의식 있는 사람들 사이에서는 '제로 플라스틱 운동'이 꽤 진전되어 있습니다. 요가원에 텀블러를 갖고 오는 건 너무나 당연한 일이 된 지 오래지요.

저는 끓인 물에 카더멈을 한 알 넣어 보온병에 가지고 다닙니다. 카더멈은 '향신료의 여왕'이라고 불리며 차이 티(홍차와 우유, 인도식 향신료를 넣고 끓인 음료 - 옮긴이 주)에 빠질 수 없는 향신료입니다. 아유르베다에서는 카더멈이 위를 편안하게 해주고, 마음을 정화해준다고

* 인요가(Yin Yoga, 陰 Yoga)는 음과 양 중에서 음을 의미하며 자세 한 동작, 한 동작을 길게 유지하는 요가를 말합니다. 신경이나 근육의 결합조직 등을 움직여 마음을 평온하게 만드는 효과가 높습니다.

보고 있습니다. 그리고 따뜻한 음료는 위를 따뜻하게 하고, 기분도 편안하게 해준다고 생각합니다.

배출, 배설 능력이 특히 높아지는 월경 기간에는 카페인이나 몸을 차게 하는 것들을 피하고, 긴장을 푸는 일에 집중을 하면 몸 상태가 좋아집니다. 제가 추천하는 논 카페인 음료는 독소 배출을 촉진해주는 생강차나 장미 잎을 하나 띄운 루이보스 티입니다. 루이보스 티는 아이와 함께 마실 수도 있고, 장미향이 더해져 몸을 한층 풀어주는 기분이 든답니다.

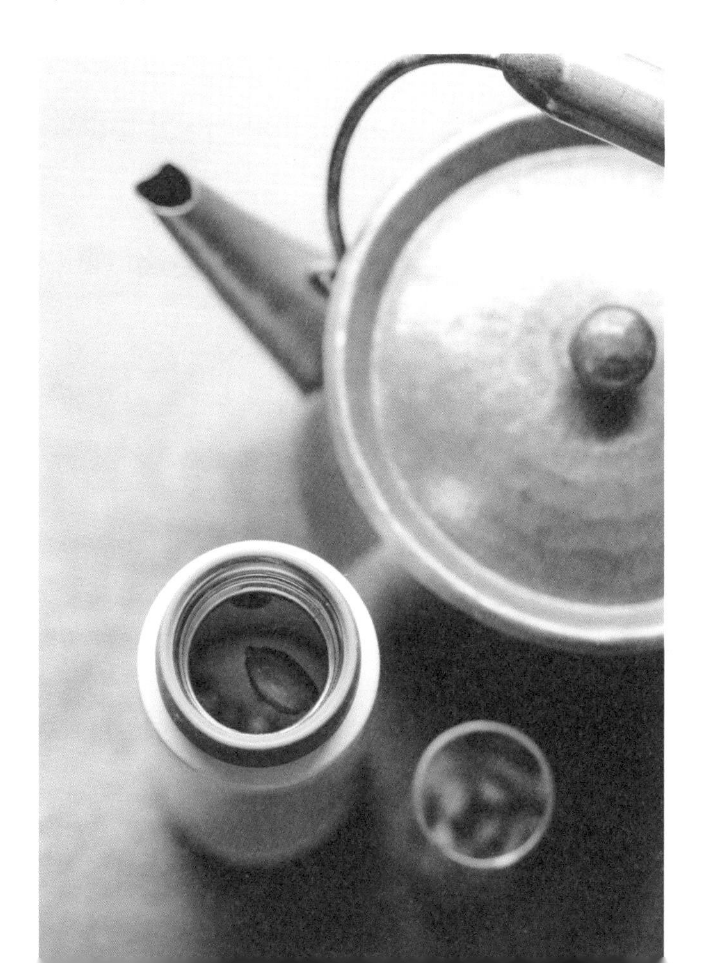

COLUMN 1

초승달 무렵의 디톡스, CCF Tea

'둘째 아이를 낳고 나서 체형이 돌아오지 않는다'며 상담을 신청한 분이 있었습니다.

아유르베다에서 추천하는 CCF차는 자연스러운 다이어트를 원하는 사람이나 연이은 과식으로 조금이라도 편하게 해독을 하고 싶은 사람에게 추천하는 음료입니다. 비만이나 무거워진 마음처럼 쌓아두었던 쓸모없는 것을 배출하면 컨디션이 좋아지는 경우도 많습니다.

고맙게도 맛있는 음식을 손쉽게 먹을 수 있는 시대에 살고 있기 때문에 초승달 무렵이나 토왕(오행五行에서 땅의 기운이 왕성하다는 절기. 일 년에 네 번으로 입춘·입하·입추·입동 전 각 18일 동안 – 옮긴이 주) 같은 절기에는 조금이라도 심신의 정화에 신경을 쓰는 편이 좋습니다.

CCF차의 재료는 커민, 고수, 회향 이 세 가지가 전부입니다. 마트에서도 쉽게 살 수 있는 향신료지요. 칼로리 제로인 CCF차는 미량의 미네랄 성분과 많은 항산화 물질을 포함하고 있습니다. 배 속에 쌓인 노폐물을 말끔히 내보내고 위를 정돈해준답니다. 한번 드셔보세요.

재료(커피 컵 2잔 분량)

물 500ml

커민 1/2 작은술

고수 1/2 작은술

회향 1/2 작은술

만드는 방법

1. 모든 재료를 작은 냄비에 넣고 끓입니다.
2. 물이 끓으면 약불로 줄여 10분간 더 끓인 뒤, 향신료를 걸러냅니다.
3. 넉넉하게 만든 차를 보온병에 담아 하루 동안 조금씩 마십니다.

---

* CCF는 커민(Cumin), 고수(Coriander), 회향(Fennel)의 알파벳 첫 글자 약자.

** 작은 병에 미리 각 향신료를 1/3씩 넣어 섞어두면 편리합니다.
1 작은술의 CCF로 차 한 컵 정도를 만들 수 있습니다.

*** 드물지만 회향에 알레르기 반응을 보이는 사람이 있습니다. 평소 당근이나 셀러리가 맞지 않는 사람은 주의가 필요합니다.

PART 3

상현달~보름달 난포기 요가

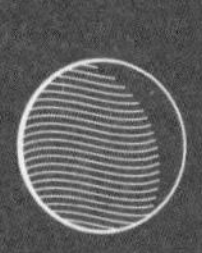

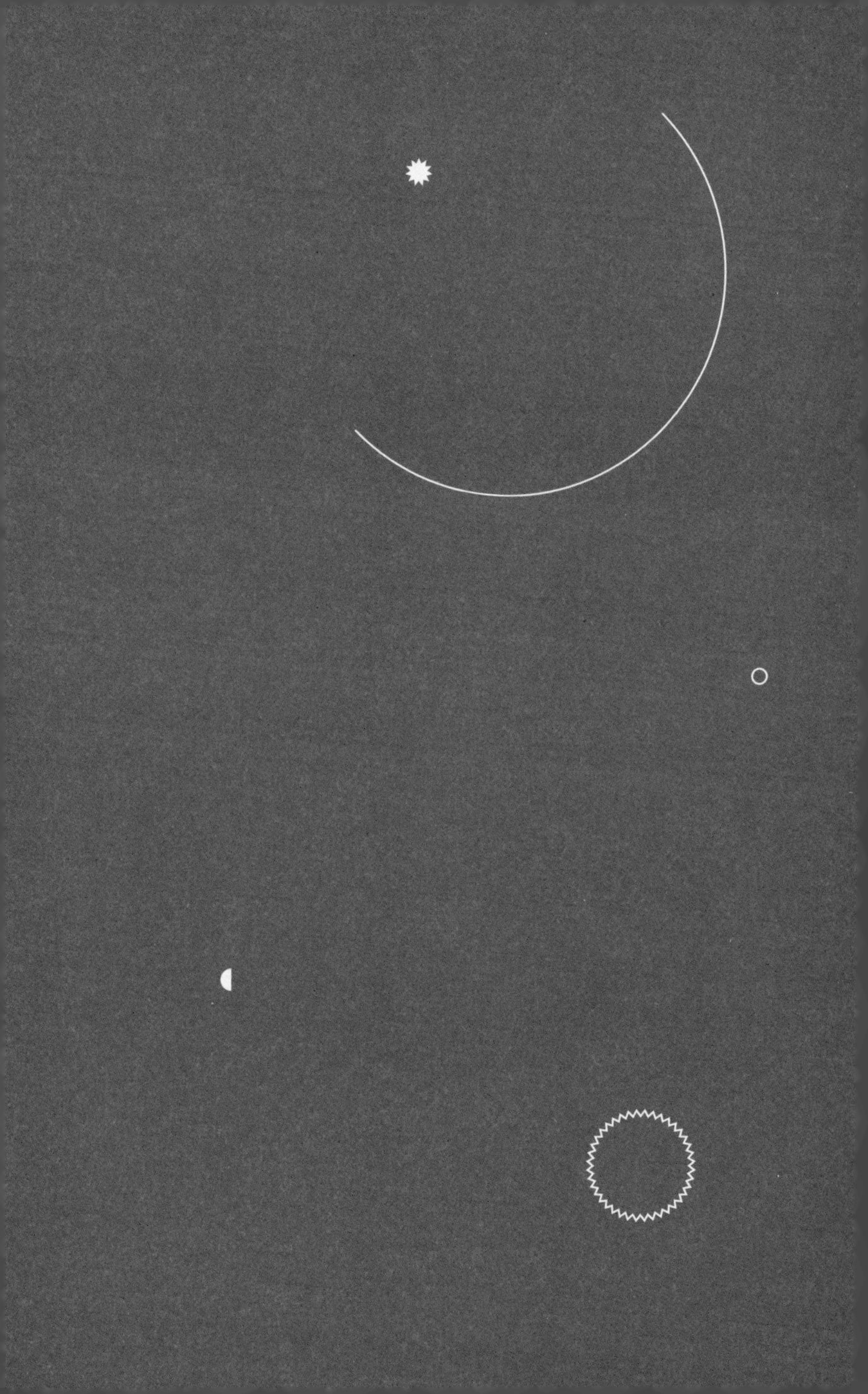

난포기의 테마 '활동'
– 건강의 기초를 다진다

출혈이 멈추고 나면 서서히 에스트로겐 수치가 높아져 신진대사가 활발해지고 피부에 윤기가 돌며 몸에 굴곡이 도드라지게 됩니다. 뼈에 칼슘을 비축하는 작용도 활발해지지요. 또한 부교감 신경의 활동이 촉진되어 컨디션이 괜찮게 느껴지기도 합니다. 임신을 계획하고 있다면 난포기 후반, 투명하고 실처럼 늘어지는 대하(냉)가 늘어나는 시기가 적절한 타이밍입니다.

몸과 마음이 함께 안정을 되찾는 이 시기에는 훗날 균형이 무너지기 쉬운 때를 대비해 체력을 키우는 게 좋습니다. 개인차가 있긴 하지만 여성 호르몬 중 프로게스테론은 30대 중반부터 분비가 저하되기 시작하며 40대가 지나면 에스트로겐의 분비도 점차 줄어들게 됩니다. 그러므로 비교적 신체 컨디션이 안정되어 있는 이 시기에 호르몬 감소로 인한 여러 부작용에 대비해 요가로 근육을 단련하고, 뼈에 자극을 주어 골밀도 감소 속도를 늦추고, 심폐기능을 강화하고, 모세혈관의 수를 유지할 수 있도록 해야 합니다. 그러니 좀 더 활동적으로 움직이며 보냅시다.

심폐기능을 높이고 교감 신경을 적당히 자극한다

적당히 심폐기능에 부담을 주거나 건강의 축인 하반신을 단련하는 자세나 후굴 자세(後屈, 몸을 뒤로 젖히는 동작을 일컫습니다. 반대로 앞으로 구부리는 자세는 전굴前屈이라 합니다. - 옮긴이 주) 등을 통해 체력을 키워 쉽게 지치지 않는 몸을 만듭니다.

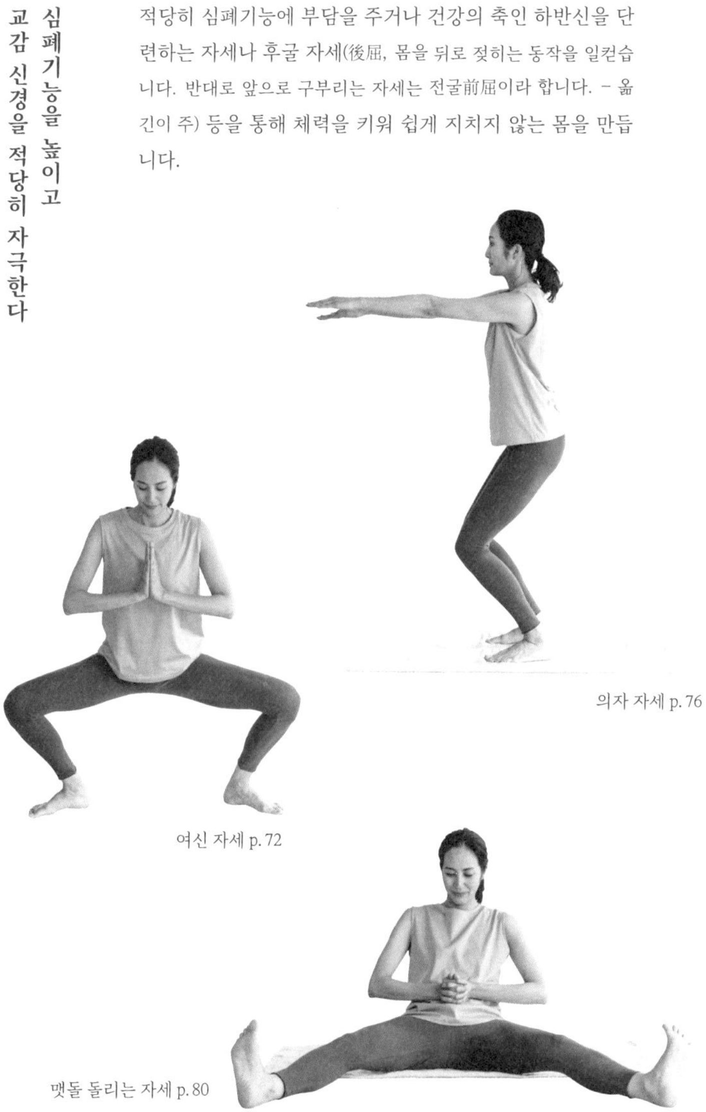

의자 자세 p. 76

여신 자세 p. 72

맷돌 돌리는 자세 p. 80

난포기의 아유르베다 에너지

카파 (물)

월경 이후 배란을 향해 흘러가는 시기에는 카파 에너지가 우세해집니다. 카파의 성질은 차갑고 무거우며 안정되어 있습니다. 따뜻한 우유와 대비되는 요거트(요구르트가 맞는 표기이지만 이해를 돕기 위해 '요거트'로 표기했습니다. - 옮긴이 주)를 떠올리면 이해하기 쉬울 듯하네요.

이 시기를 활동적으로 보내면 난포기의 특징인 안정됨과 조화를 이루어 지나치게 가라앉지 않도록 해줍니다. 에너지가 균형을 찾는 데 도움이 되지요.

또한 이 시기는 세포가 싱싱하고 촉촉하기 때문에 피부 관리를 하기에도 좋습니다.

카파는 다른 성질에 비해 안정되고 튼튼하다는 것이 특징이지만, 카파가 지나치게 강해지면 균형이 무너져 졸음이 몰려오고 몸이 붓거나 쉽게 살이 찔 수 있습니다.

향신료를 사용한 요리나 따뜻한 채소 요리를 먹고, 아침 일찍 일어나 오전에 열심히 움직이는 등 '활동'을 키워드로 삼아 보낼 것을 추천합니다.

세 가지 성질(도샤)

카파 성질의 사람은 체중이 쉽게 늘고 체력이 좋으며 손발톱이 두껍고 머리카락에 윤기가 돌며 피부가 매끈하고 자거나 집에서 보내는 것을 좋아하며 온화하고 부드러운 성격을 지니고 있습니다.

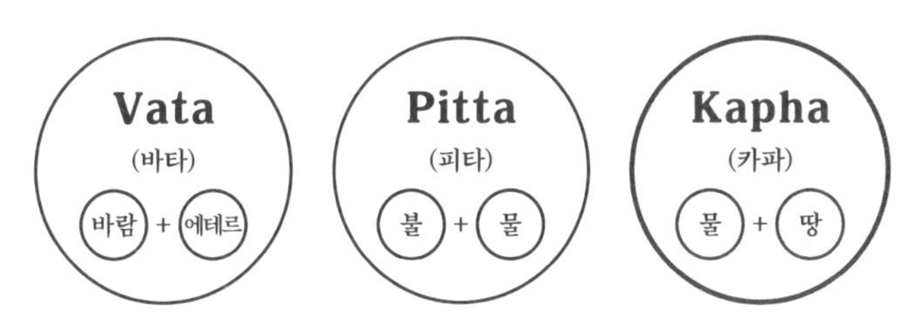

이 시기를 보내는 아유르베다식 방법

· 의식해서 '보다 활동적'으로 몸을 움직인다
· 피부나 머리카락에 보습을 한다
· 몸을 차게 하지 않는다
· 기름진 식사를 피한다
· 현재 및 미래의 몸과 마음을 위해 운동한다

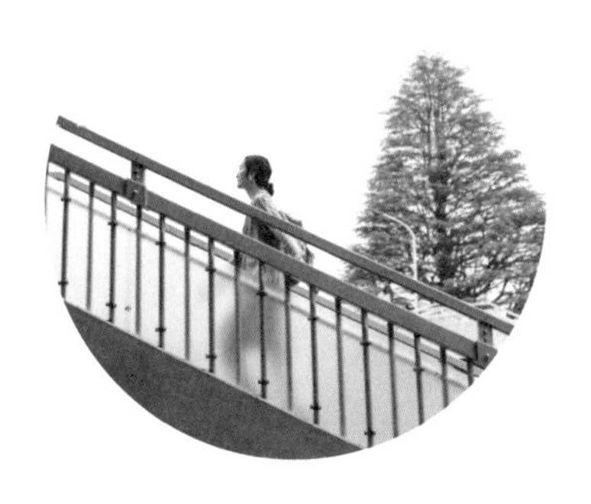

POSE 1

하체와 골반 주변을 강화하는 여신 자세

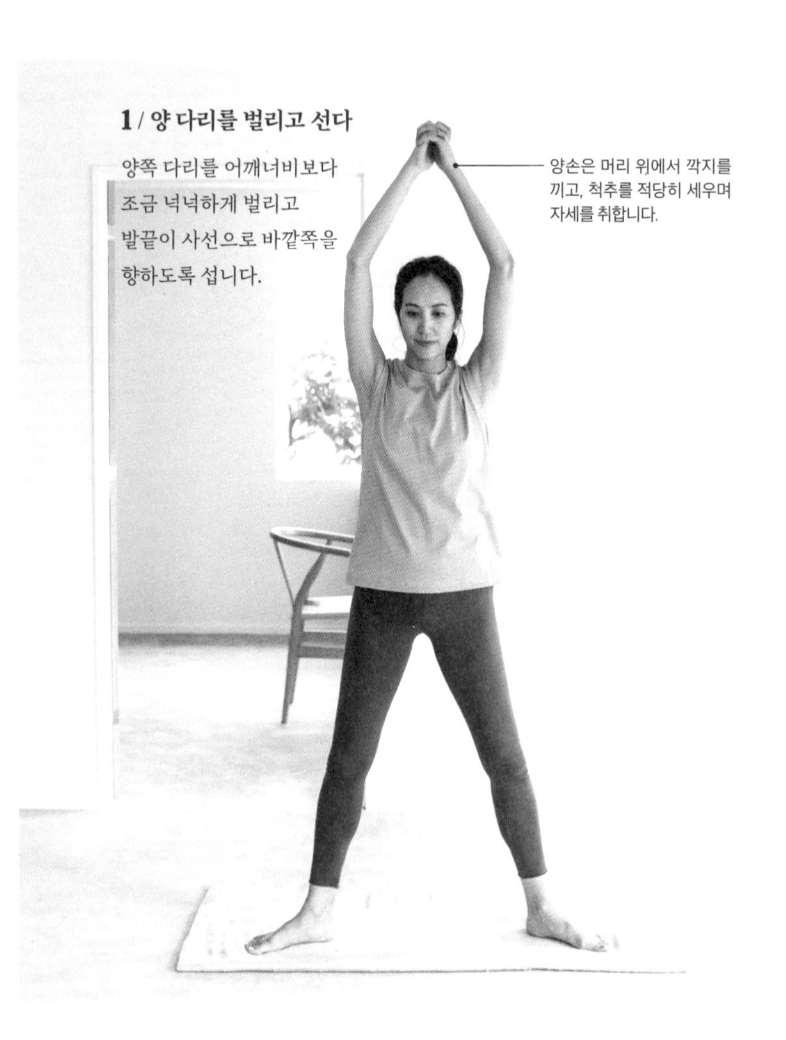

1 / 양 다리를 벌리고 선다

양쪽 다리를 어깨너비보다 조금 넉넉하게 벌리고 발끝이 사선으로 바깥쪽을 향하도록 섭니다.

양손은 머리 위에서 깍지를 끼고, 척추를 적당히 세우며 자세를 취합니다.

· 독소를 배출해준다
· 붓기를 개선해준다
· 하반신 강화 운동
· 고관절 운동을 통한 빠른 체온 상승
· 냉증이 개선된다
· 근육을 자극한다

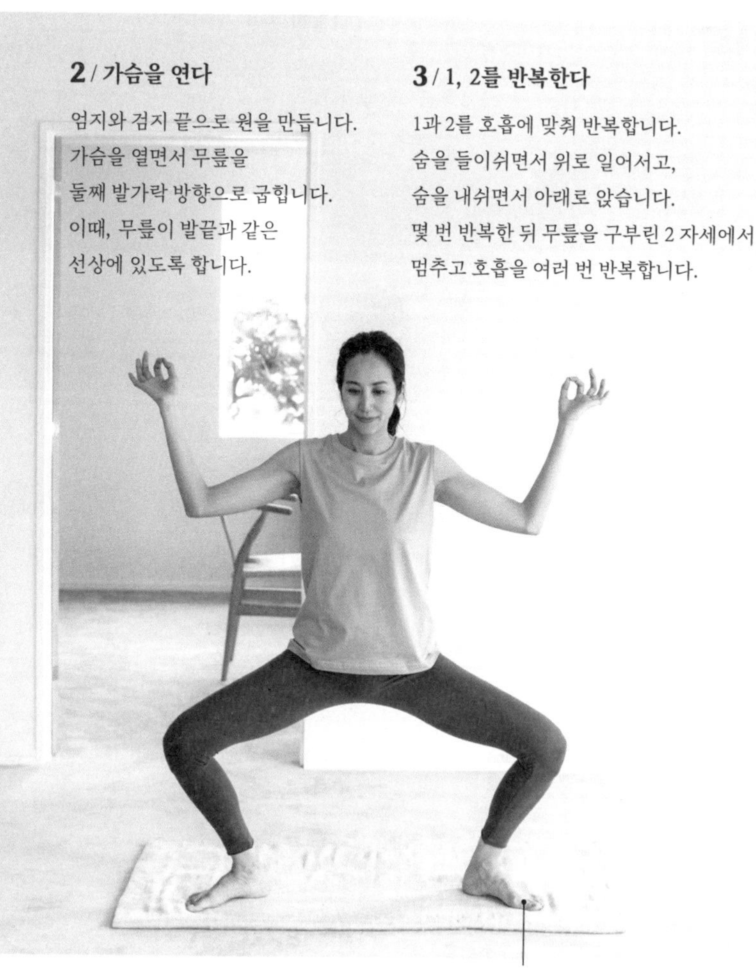

2 / 가슴을 연다

엄지와 검지 끝으로 원을 만듭니다.
가슴을 열면서 무릎을
둘째 발가락 방향으로 굽힙니다.
이때, 무릎이 발끝과 같은
선상에 있도록 합니다.

3 / 1, 2를 반복한다

1과 2를 호흡에 맞춰 반복합니다.
숨을 들이쉬면서 위로 일어서고,
숨을 내쉬면서 아래로 앉습니다.
몇 번 반복한 뒤 무릎을 구부린 2 자세에서
멈추고 호흡을 여러 번 반복합니다.

바깥쪽을 향해 있는 발끝과 무릎의 방향을 맞추고
'하반신을 제대로 사용하고 있다'고 느껴질 정도로
부하가 걸리는 위치를 찾으세요.

여신 자세

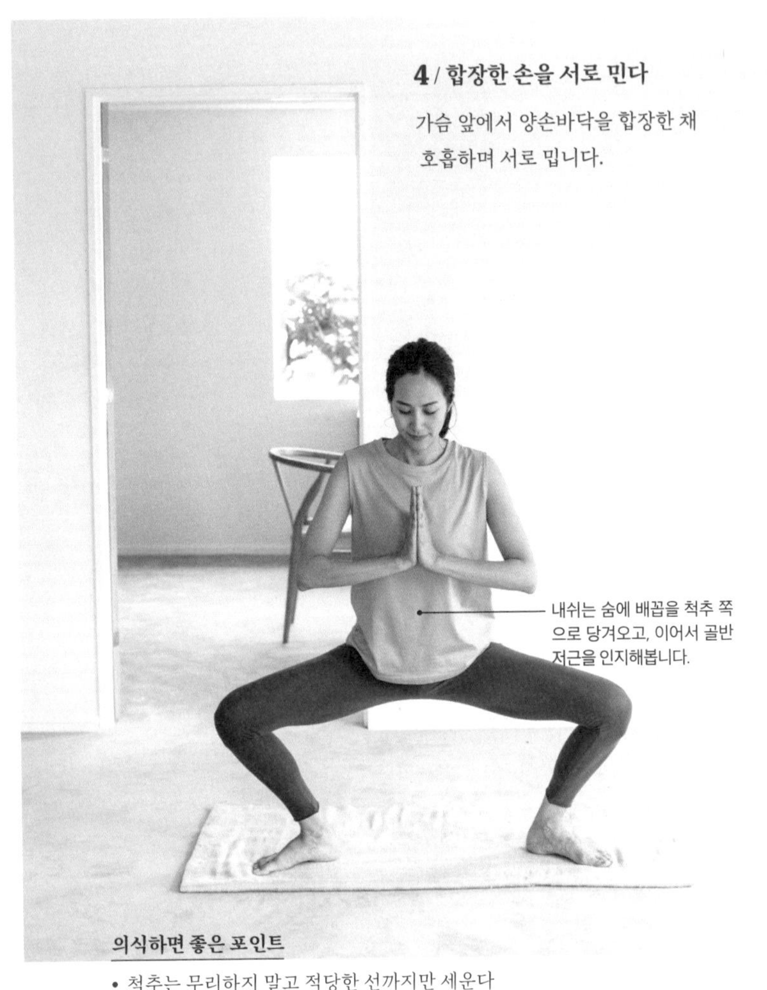

4 / 합장한 손을 서로 민다

가슴 앞에서 양손바닥을 합장한 채
호흡하며 서로 밉니다.

내쉬는 숨에 배꼽을 척추 쪽으로 당겨오고, 이어서 골반저근을 인지해봅니다.

의식하면 좋은 포인트

- 척추는 무리하지 말고 적당한 선까지만 세운다
- 움직이고 있는 근육, 사용하고 있는 관절을 의식한다
- 발바닥을 느끼면서 발뒤꿈치에 중심을 둔다
- 무릎과 발끝의 방향을 맞춘다

5 / 척추를 비튼다

양손으로 허벅지 안쪽을 밀어내며 척추를 비틉니다.
어깨 너머를 바라본 채 호흡하며 척추를 길게 폅니다.
반대 방향도 실시합니다.
천천히 서 있는 자세로 돌아와
전신의 감각을 느끼며 호흡합니다.

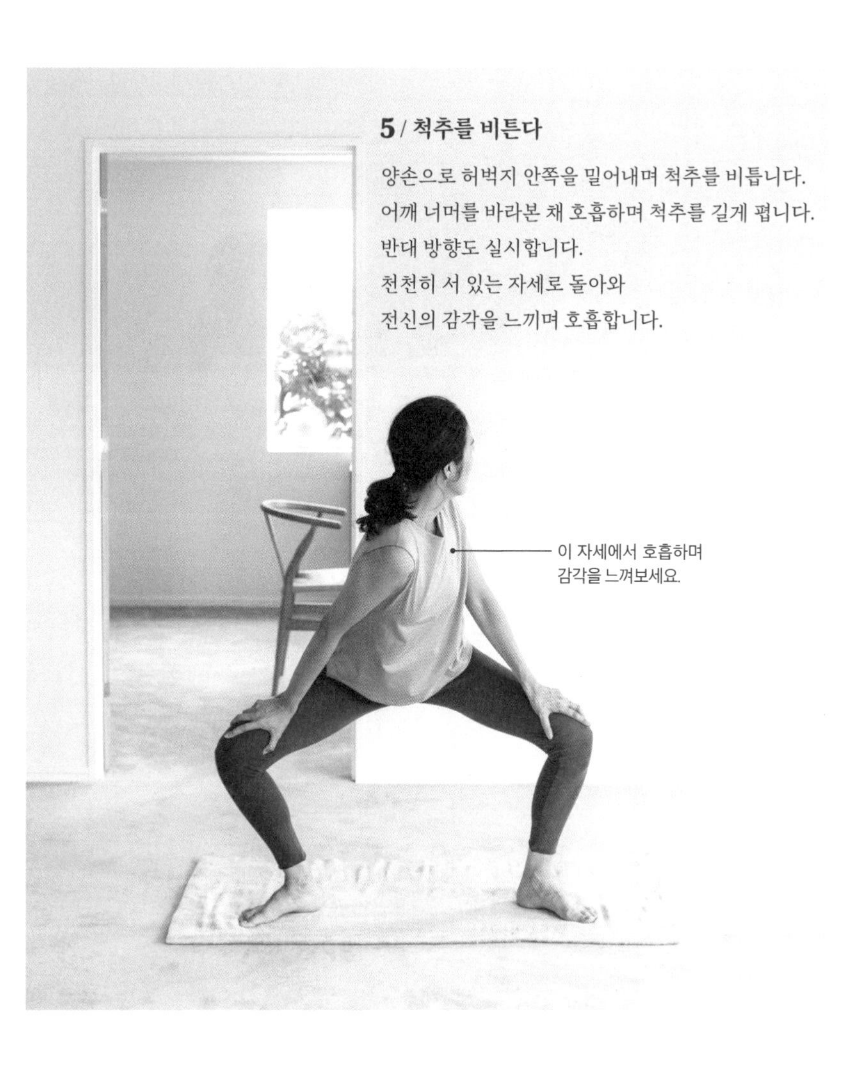

이 자세에서 호흡하며
감각을 느껴보세요.

POSE 2

전신의 근육을 강화하는 의자 자세

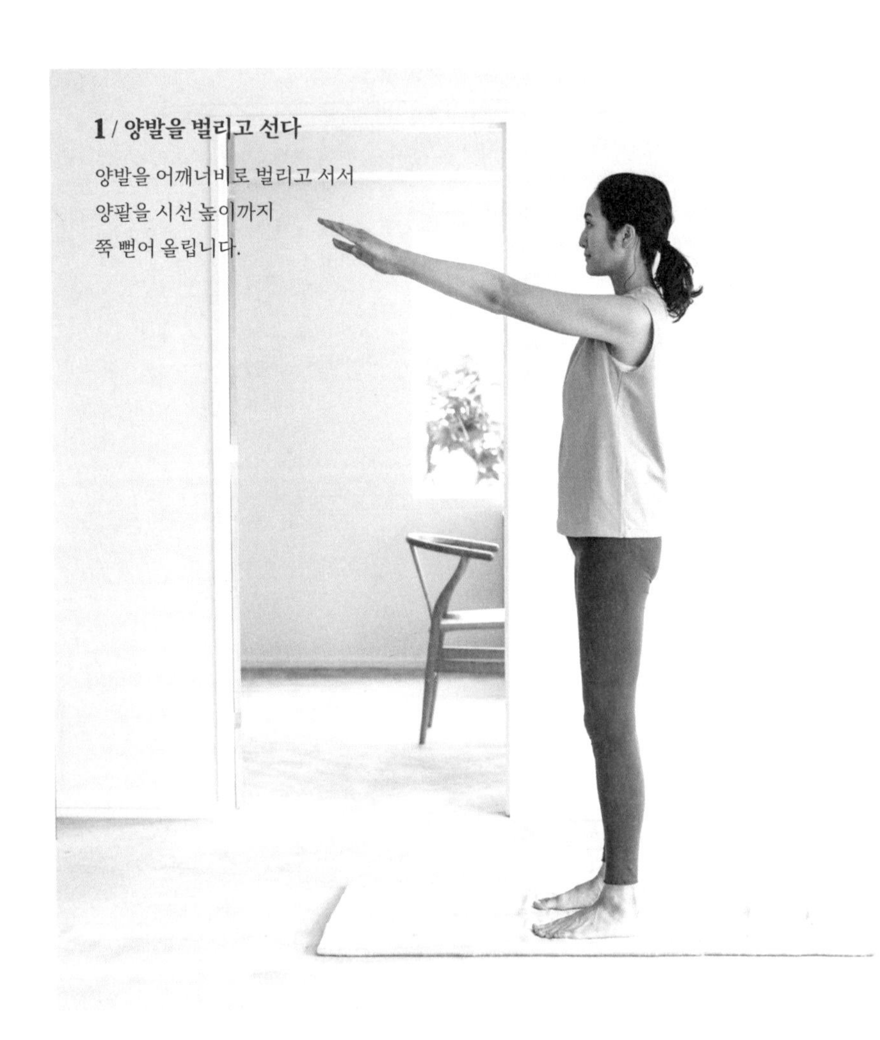

1 / 양발을 벌리고 선다

양발을 어깨너비로 벌리고 서서
양팔을 시선 높이까지
쭉 뻗어 올립니다.

· 하체를 강화한다
· 심폐기능이 향상된다
· 목·어깨 결림을 풀어준다

· 근지구력 향상
· 신진대사 촉진

2 / 상완근을 강화한다

뻗은 양팔을 빠르게 끌어당기고, 엄지손가락을 움직여 상완근(위팔근, 위팔과 아래팔을 연결해 팔꿈치를 굽히는 근육 - 감수자 주)을 강화합니다.

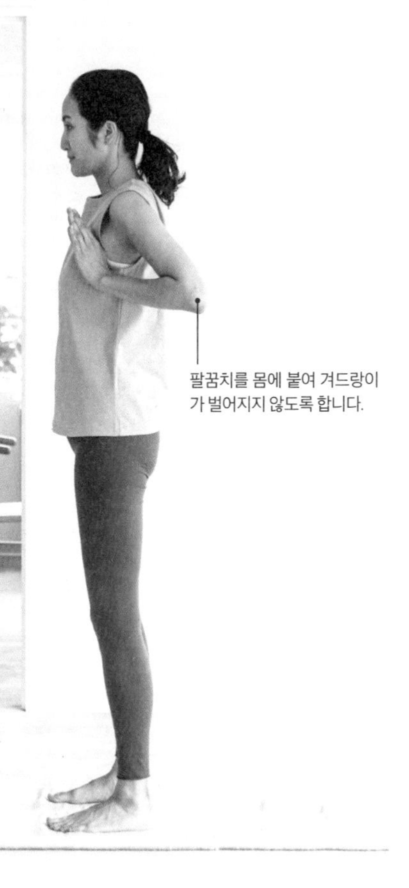

팔꿈치를 몸에 붙여 겨드랑이가 벌어지지 않도록 합니다.

3 / 다리를 구부린다

구부린 양팔을 펴 재빨리 등 뒤로 보내며 다리를 구부립니다.

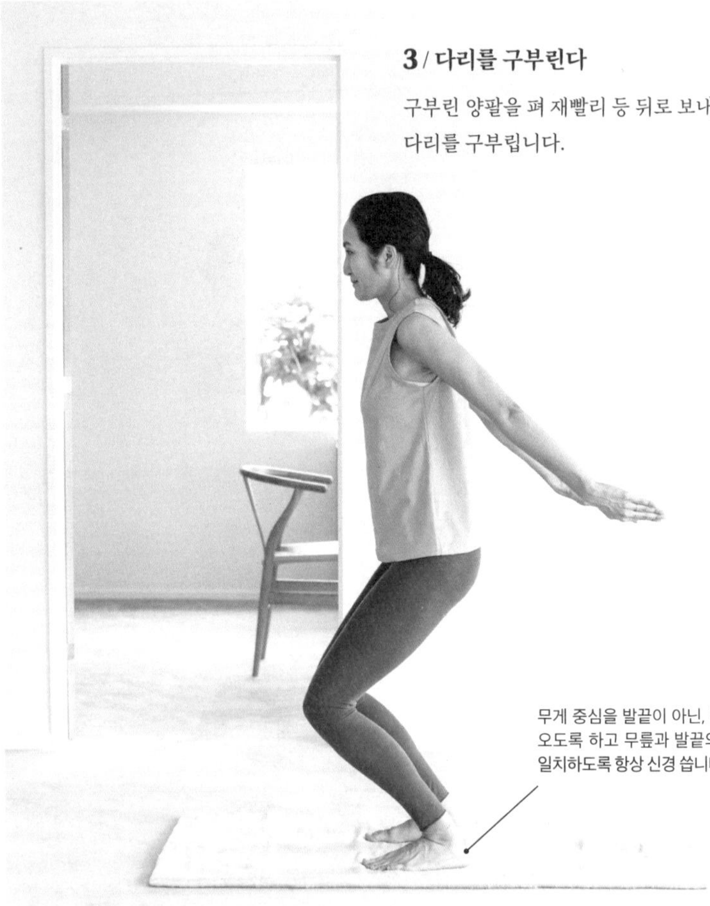

무게 중심을 발끝이 아닌, 발꿈치로 오도록 하고 무릎과 발끝의 방향이 일치하도록 항상 신경 씁니다.

의식하면 좋은 포인트

- 처음에는 동작에 익숙해지도록 무릎을 천천히, 약간만 구부린다
- 익숙해지면 리드미컬하게 움직이며 무릎을 점점 더 많이 구부려준다
- 움직이고 있는 근육, 사용하고 있는 관절을 의식한다
- 몸이 휘청인다면 배와 골반저근에 힘을 준다

4 / 팔을 힘차게 뻗는다

뒤쪽으로 보냈던 손을 앞으로
뻗으면서 그 반동을 이용해
구부렸던 무릎을 펴서
처음 자세 1로 되돌아옵니다.

5 / 호흡을 정돈한다

1~4를 10~30회 정도 반복합니다.

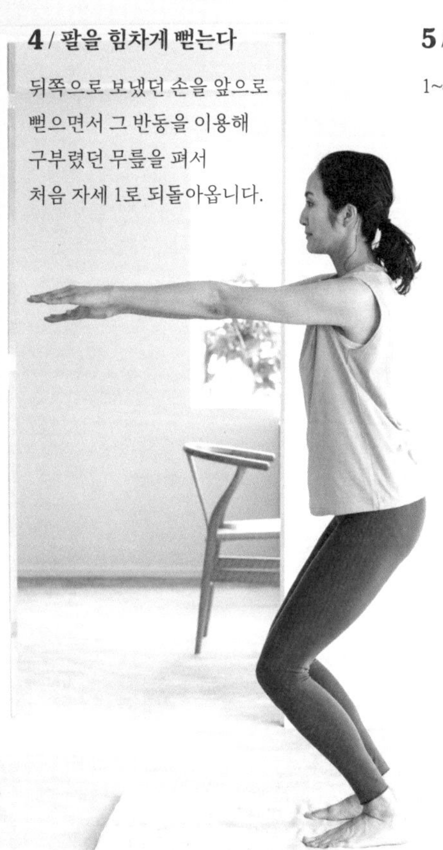

호흡의 리듬과 몸의 움직임을 맞춰 자세를 취합니다(2~3에서 천천히 들이쉬고, 4~1에서는 재빨리 내쉽니다).

POSE 3

상체의 심부 근육을 깨우는 맷돌 돌리는 자세

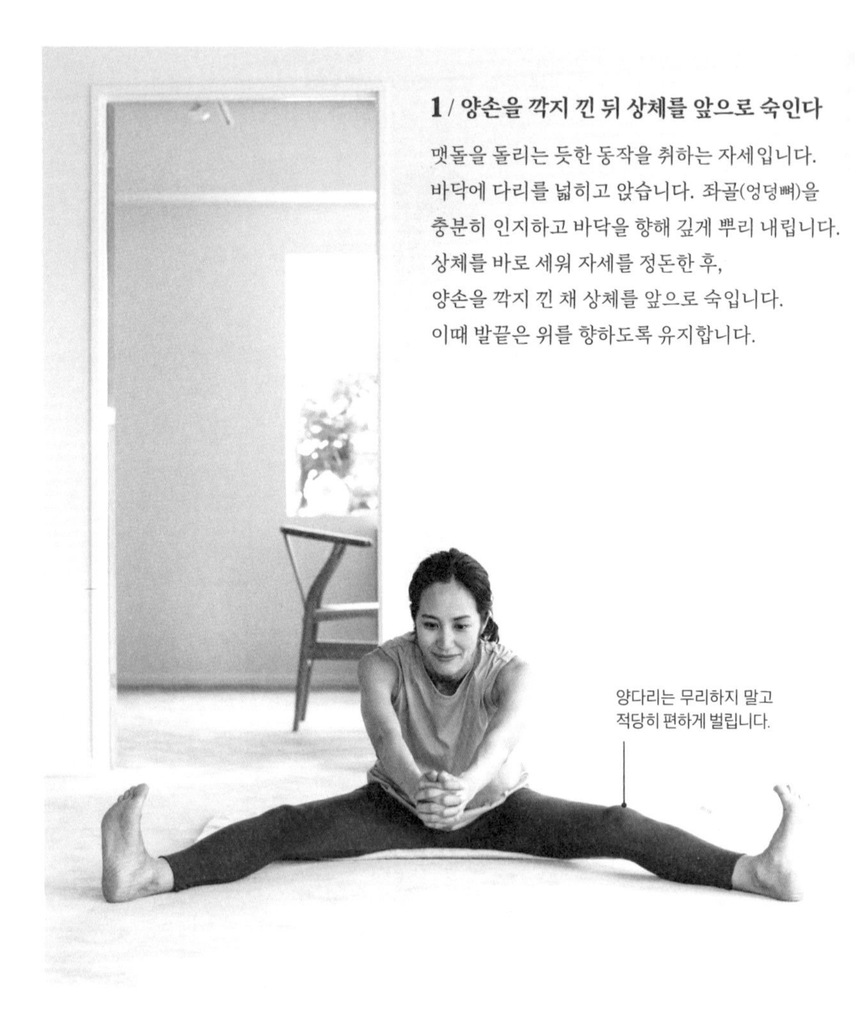

1 / 양손을 깍지 낀 뒤 상체를 앞으로 숙인다

맷돌을 돌리는 듯한 동작을 취하는 자세입니다.
바닥에 다리를 넓히고 앉습니다. 좌골(엉덩뼈)을
충분히 인지하고 바닥을 향해 깊게 뿌리 내립니다.
상체를 바로 세워 자세를 정돈한 후,
양손을 깍지 낀 채 상체를 앞으로 숙입니다.
이때 발끝은 위를 향하도록 유지합니다.

양다리는 무리하지 말고
적당히 편하게 벌립니다.

· 전신 순환에 도움이 된다
· 다리 안쪽 이완
· 심폐기능이 향상된다
· 안색이 좋아진다

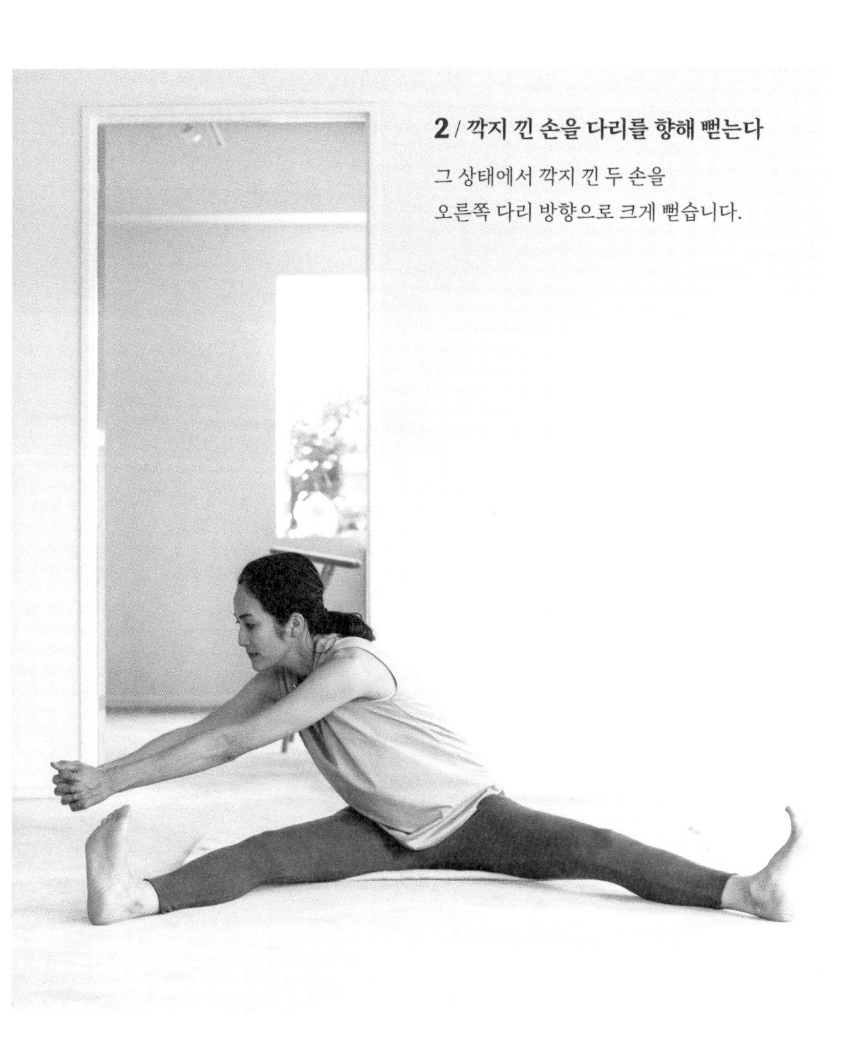

2 / 깍지 낀 손을 다리를 향해 뻗는다

그 상태에서 깍지 낀 두 손을
오른쪽 다리 방향으로 크게 뻗습니다.

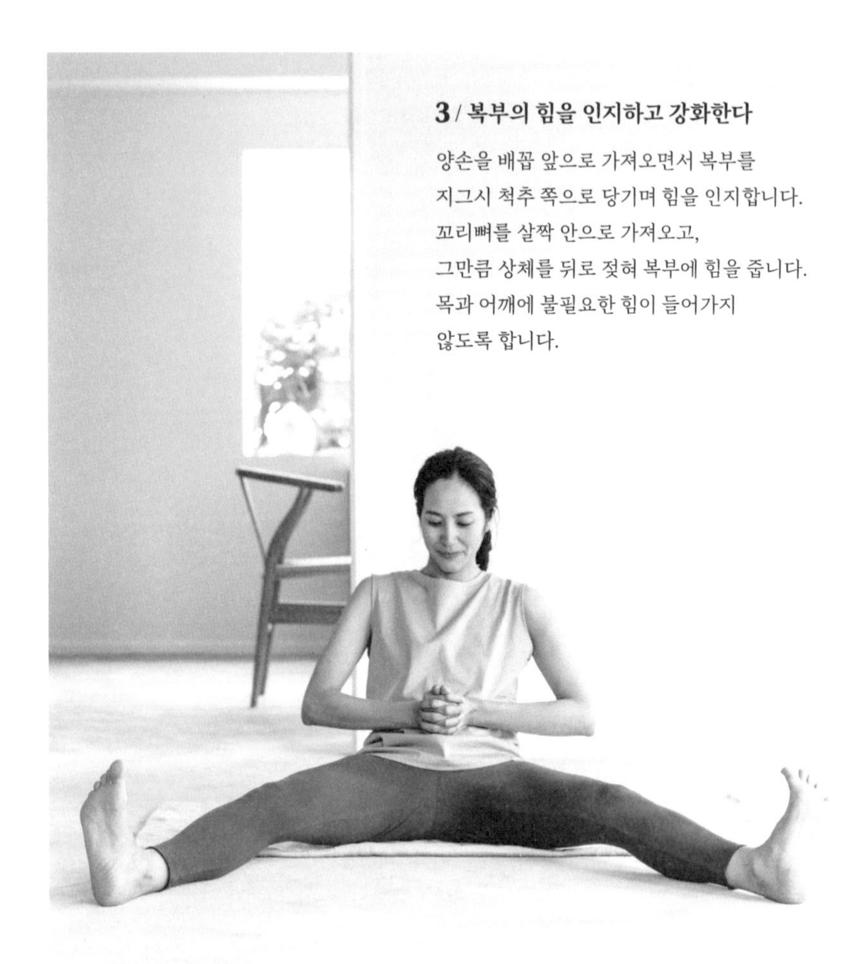

3 / 복부의 힘을 인지하고 강화한다

양손을 배꼽 앞으로 가져오면서 복부를
지그시 척추 쪽으로 당기며 힘을 인지합니다.
꼬리뼈를 살짝 안으로 가져오고,
그만큼 상체를 뒤로 젖혀 복부에 힘을 줍니다.
목과 어깨에 불필요한 힘이 들어가지
않도록 합니다.

의식하면 좋은 포인트

- 등이 굽어진다면 엉덩이 부근에 쿠션 등을 깔고 앉는다
- 처음에는 자신의 몸을 느끼며 천천히 움직이다가 익숙해지면 조금씩 속도를 높여 움직여본다
- 시선은 깍지 낀 손을 따라 움직인다

4 / 커다란 원을 그린다

이번에는 왼쪽 다리 방향으로
팔을 뻗어주세요.
1~4의 움직임을 호흡에 맞춰 반복합니다.
숨을 들이쉬며 앞으로, 내쉬며 뒤로
팔을 움직여 커다란 원을 그리듯이
다이나믹하게 반복합니다.

5 / 호흡을 정돈한다

호흡에 맞춰 한 방향으로
5~10바퀴 정도 돌린 뒤,
잠시 호흡을 정돈한 후에
반대 방향으로 돌립니다.
돌리는 횟수는 양쪽이
같도록 해주세요.

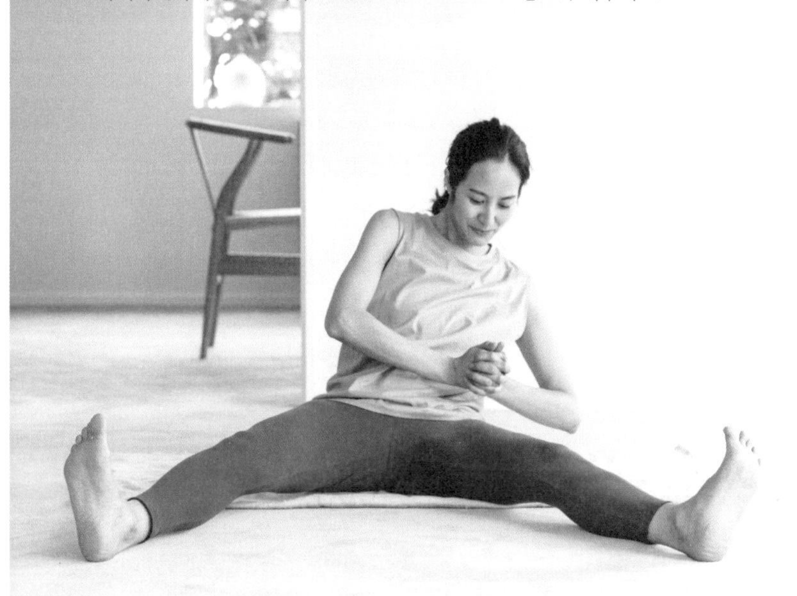

TIPS 1

아침 근력 운동으로 하루를 상쾌하게!

우리 몸에는 빛의 양, 식사, 수면 리듬에 따라 달라지는 생체 시계가 탑재되어 있습니다. 이 시계는 본래 해가 떠 있는 동안에는 업무나 외출, 운동 같은 활동을 하고 달이 뜨면 느긋하게 휴식을 취하며 재생, 회복하도록 세팅되어 있습니다.*

전기의 발명으로 우리는 낮과 밤, 계절의 변화를 예전만큼 신경 쓰지 않아도 1년 내내 어느 정도 쾌적한 생활을 보낼 수 있게 되었지요. 그래도 낮과 밤을 좀 더 의식하며 하루를 보낸다면 몸과 마음이 더욱 편해질 거예요.

아유르베다에서는 아침 6시부터 10시까지를 운동하기 가장 좋은 시간으로 보고 있습니다. 갓 일어났을 때의 '찌뿌둥함'에 운동으로 '움직임'과 '열'을 가해주면 경쾌한 기운이 발생하게 됩니다. 운동은 몸과 마음에 쌓인 독소를 개선해주기 때문에 머릿속이 생각으로 가득 차

* 2017년 노벨 의학·생리학상 '생체 시계의 분자 기전 연구'로, 불규칙적인 생활 리듬이 인체의 자율성을 교란시킨다는 것이 다수의 기초 연구를 통해 확실히 밝혀졌습니다. http://www.nature.com/articles/s41366-019-0409-x

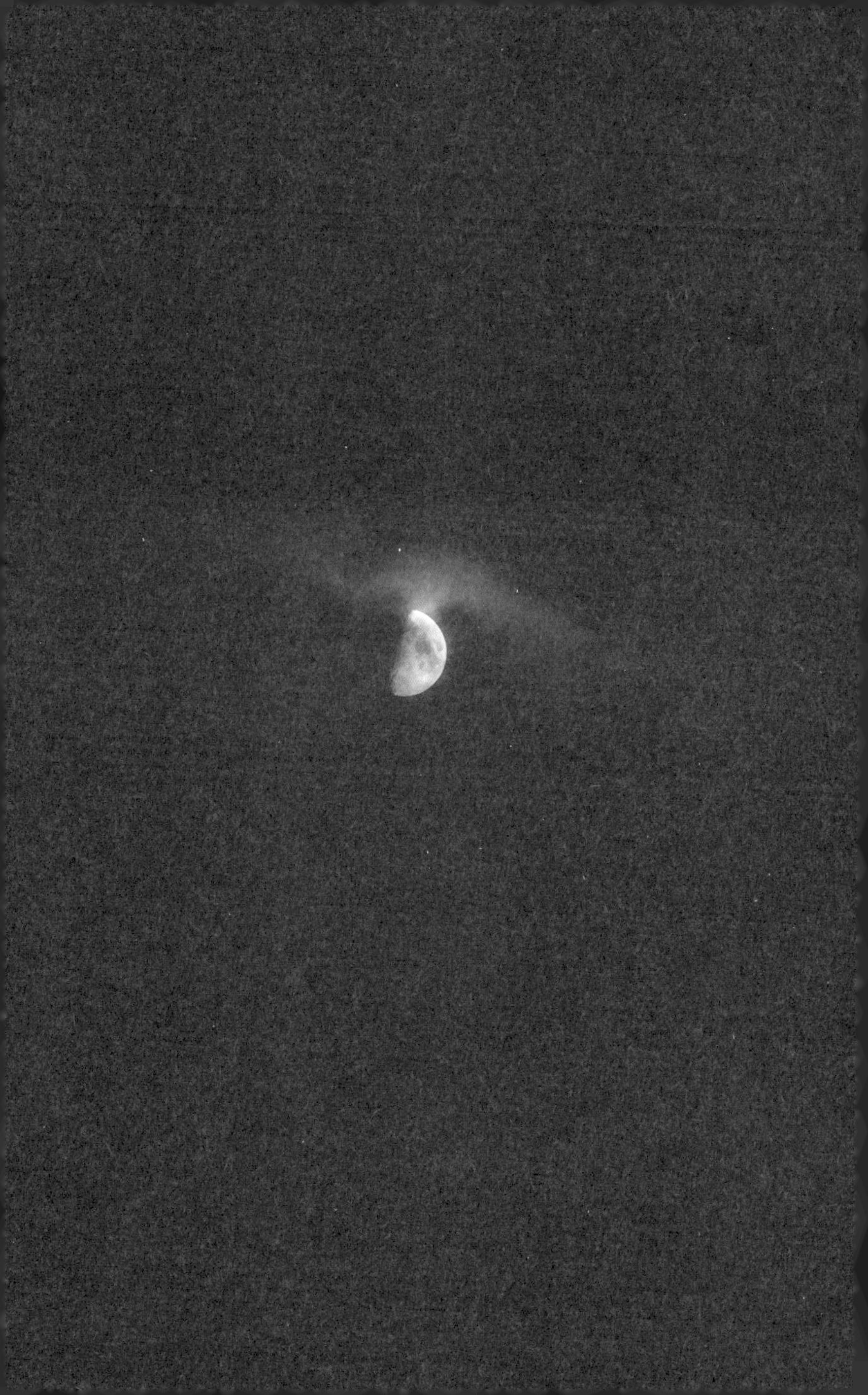

있고, 위장병을 달고 사는 현대인들에게 적당히 몸을 움직이는 일은 묵직함과 가벼움 사이의 균형을 찾는 데 큰 도움이 됩니다. 월경 후부터 배란 시기에 걸쳐 분비가 증가하는 에스트로겐은 골밀도를 강화하고 유지하는 데 작용합니다. 평소 몸을 유연하게 풀어주는 운동을 해왔다면 이 시기에는 조금 더 근육을 사용하고, 활동적으로 움직이는 게 좋겠지요.

물론, 완전히 지쳐버리는 날도 있을 거예요. 더 이상 아무것도 하고 싶지 않은 그 기분, 저도 잘 안답니다. 손가락 하나 까딱할 기운조차 없는 상태지요. 그럴 때는 몸의 목소리를 따라 편하게 쉬는 게 가장 좋습니다. 어느 정도 편히 휴식을 취하고 영양도 보충해 피로가 다소 풀리면 꼭 요가가 아니더라도 좋으니 자신에게 잘 맞는 운동을 해주세요. 근육이나 뼈에 자극을 주는 활동적인 운동을 한다면 더더욱 몸을 튼튼하게 유지할 수 있을 거예요.

운동하기 가장 좋은 시기는 '아침식사 전 공복일 때'라고 하죠. 하지만 아침에는 참 할 일이 많아요. 명상, 청소, 빨래부터 아침 식사 준비, 심지어 공부까지… 이 모든 걸 다 할 수 있다면 정말 좋겠죠. 하지만 현실은 나의 바람대로 술술 풀리지 않는 경우가 허다해요. 그럴 때야말로 포기하지 말고 나에게 맞는 방법을 묵묵히 찾아나서야 합니다. 옷 갈아입는 시간에 스쿼트를 한다거나 빨래를 널며 기지개를 편다거나 출근길을 운동 삼아 심호흡하며 사용하고 있는 근육을 의식해보세요. 걷기 편한 신발을 신고 전력 질주와 빠르게 걷기를 번갈아 하는 인터벌 러닝도 추천합니다. 길을 걷다 계단이 나타나면 고개를 들고 골반저근을 의식하며 올라가는 것도 훌륭한 운동이랍니다.

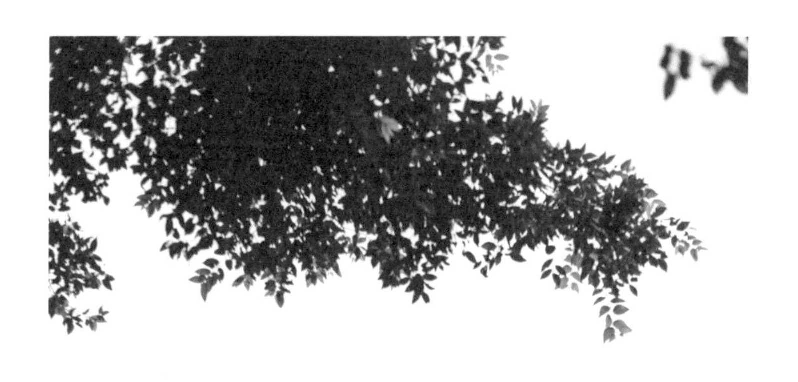

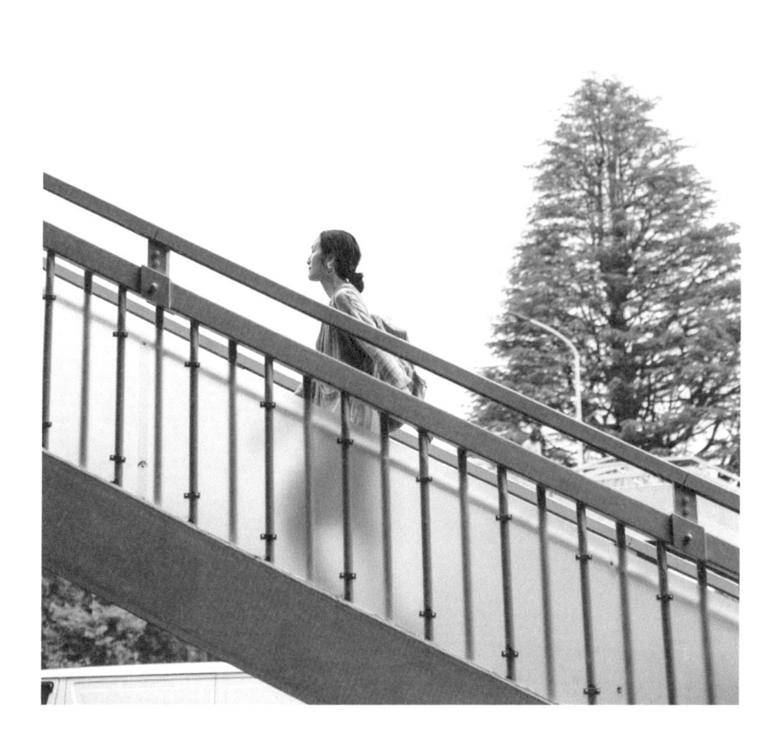

TIPS 2 오감을 만족시키는 것으로 피부 관리를 해보세요

스킨케어에도 여러 가지 선택지가 있지만, 만지거나 향을 맡았을 때 오감을 충족시켜주고 자연의 풍요로움을 느끼게 하는 것들은 피부뿐 아니라 우리 마음의 피로도 풀어주는 것 같아요.

월경 주기 중에서도 월경이 끝난 뒤부터 배란까지의 이 난포기는 에스트로겐의 작용으로 피부의 콜라겐과 수분의 양이 안정되고 피부 트러블도 비교적 발생하지 않으므로 새로운 스킨케어를 시도해볼 수 있는 적기입니다.

시중에 나와 있는 제품을 사면 편리하긴 하지만, 우리 주방에도 스킨케어에 활용할 수 있는 것들이 많이 있답니다. 무가당 요거트는 가벼운 화장을 지우는 클렌징 로션으로 쓰거나 꿀을 섞어 보습 효과가 높은 팩으로 사용할 수 있어요. 기 버터*를 아이크림 대용으로 눈 주위에 바르면 잔주름을 예방하고, 다크서클을 줄이는 데도 효과가 있습니다. 잠자기 전 턱에 바르면 유제품 특유의 달콤한 향기 덕에 숙면

* 무염버터를 가열 처리한 것(→ p.28 참조)

에도 도움이 됩니다.

때마다 유행하는 제품이 있긴 하지만, 저는 감마리놀렌산이 풍부하고 보습 효과가 뛰어난 보라지유와 SPF 수치가 높고 항산화작용이 잘되는 라즈베리 시드 오일 등을 직구해서 산화되지 않도록 냉장고에 보관해두며 로션처럼 사용하고 있습니다.

피부와 몸속의 장기들, 그리고 우리의 마음은 서로 관계가 깊답니다. 평소의 식사나 수면에도 적당히 신경을 써주세요.

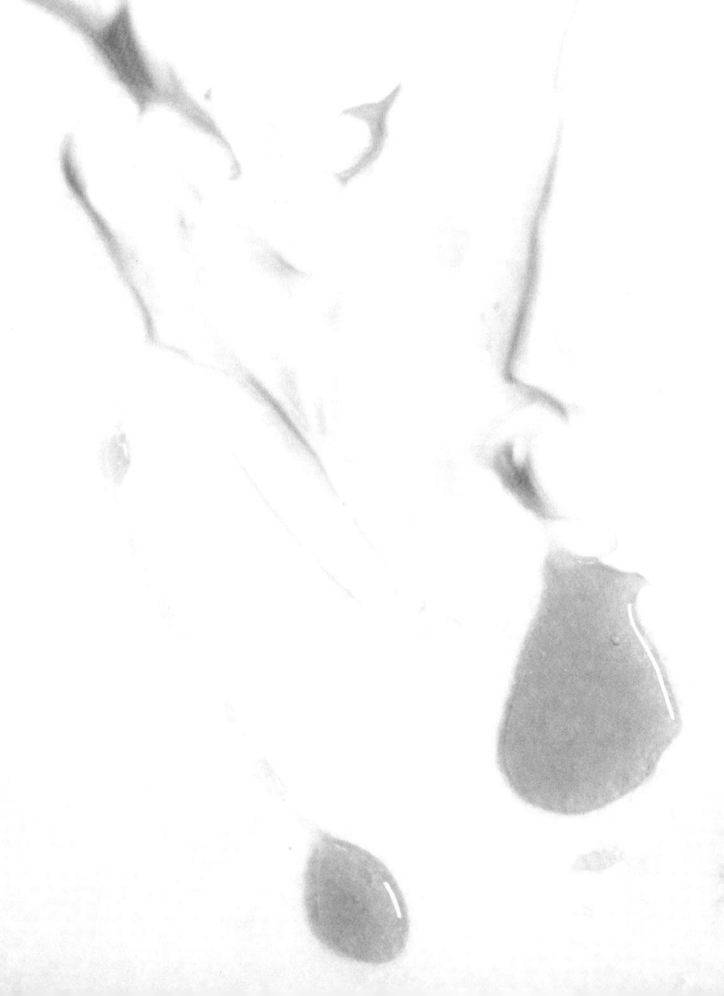

COLUMN 2

장래희망은, 귀여운 할머니 — 여성의 라이프 사이클

(이 칼럼의 제목은 하정 작가의《장래희망은, 귀여운 할머니》라는 책 제목을 차용했습니다. 이 책에 등장하는 귀여운 할머니 아네뜨처럼 나이듦을 두려워하지 않았으면 합니다. 다정하게 지금의 나를 아껴주시길 바랍니다. - 옮긴이 주)

물이 높은 곳에서 낮은 곳으로 흐르는 것처럼 여성의 라이프 사이클에도 탄생에서 죽음으로 향하는 흐름이 있습니다.

태어났을 때, 우리들은 땅과 물의 요소를 풍부하게 가지고 있습니다. '어린 여자아이·소녀'는 계절에 비유하면 '봄'의 에너지를 띱니다. 용솟음치는 듯한 생명의 에너지 속에 기분 좋은 빛을 발산하지요.

하지만 이 생기는 사용 기한이 정해진 신이 준 선물입니다. 이 시기에는 몸의 건전한 성장을 방해하는 다이어트나 장기적으로 보았을 때 해로운 일에 힘을 쏟는 대신 건전한 식습관과 생활습관, 인간관계를 구축하는 방법 등을 배워 미래를 위한 토대를 구축해두는 게 좋습니다.

'일과 출산이 가능한' 시기는 불의 요소가 활성화되는 '여름'의 계절입니다. 출산과 육아 또는 경력과 전문성을 높이는 등 사회적인 역할에 열정을 바치게 됩니다. 초기에는 어느 정도 체력이 받쳐주기 때문에 다소 무리를 하더라도 금세 회복할 수 있지만, 그래도 포궁이 망가질 정도로 과로하지 않도록 주의하세요. 세상의 속도를 좇으려고만 하지 말고 나만의 페이스도 소중히 지켜주세요.

완경 이후는 바람과 에테르가 우위를 점하는 '연장자 · 마녀'의 시기입니다. 계절로는 '가을.' 지금까지 뿌려온 씨앗의 결과물을 수확하는 시기이죠. 육체적으로 힘이 약해지기도 하지만 다양한 경험을 해오면서 정신은 한층 성숙해집니다. 사람이나 자연에 대한 이해도 깊어지고 사회적인 역할로부터 해방되면서 더욱 자유롭게 살아갈 수 있습니다.

귀여운 할머니로 성장할 것을 기대하며 오늘의 내가 할 수 있는 긍정적인 선택을 소중히 여겨주세요.

PART

4

보름달~하현달 황체기 전반 요가

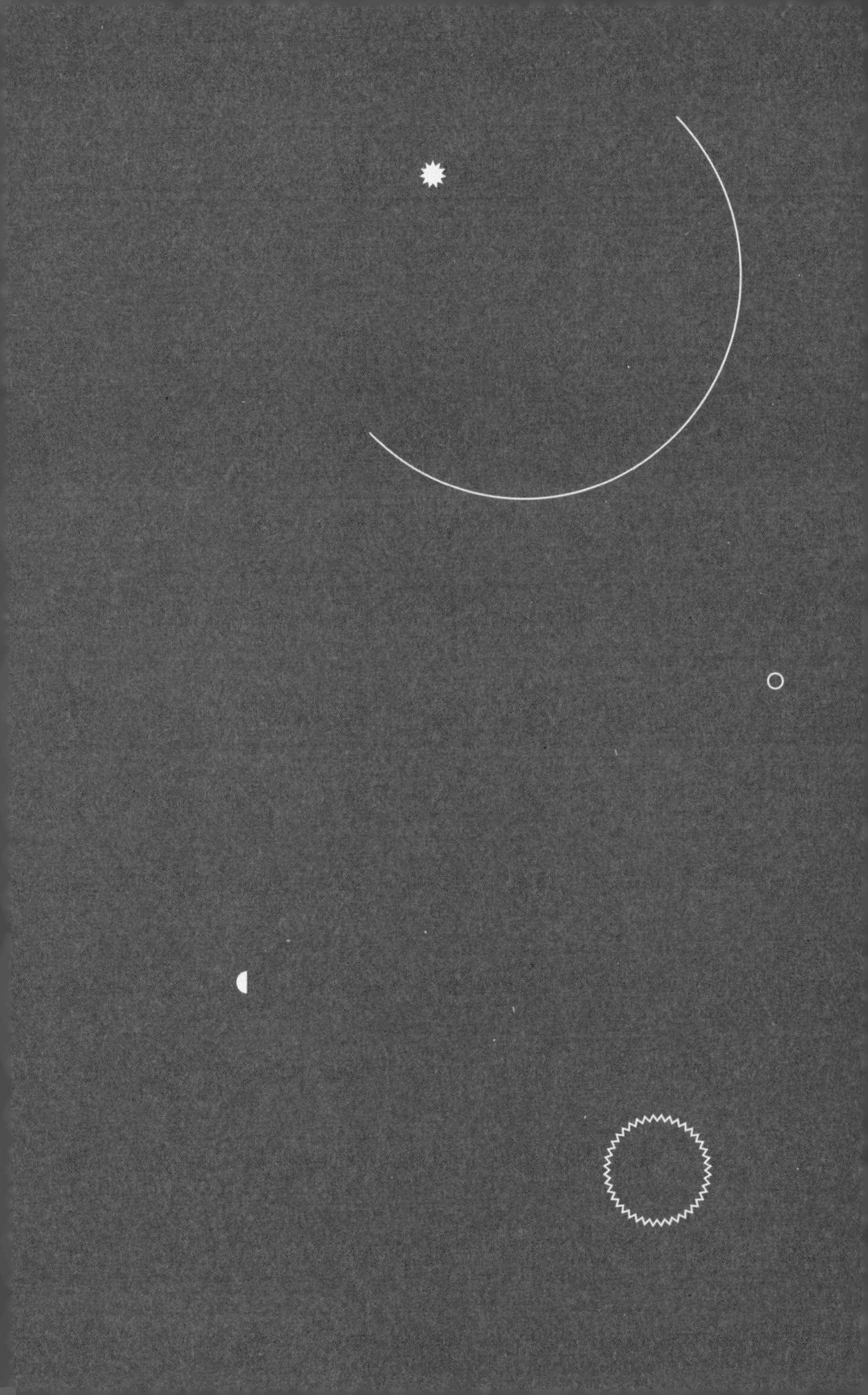

황체기 전반의 테마 '균형' – 여유를 가진다

배란 이후 체온이 다소 높아지는 이 시기는 임신 가능성이 높은 결정적이고 중요한 시기입니다. 수정 후 세포분열이 시작되고 수정란이 포궁에 착상할 수도 있는 임신 초(超)초기의 가장 예민한 시기죠. 우리에게 임신 생각이 없을지라도 포궁과 난소, 호르몬은 임신을 준비하고 있기 때문에 컨디션에 영향을 미칠 수밖에 없습니다. 교감 신경이 활발해지고, 수분과 영양을 비축하며 새로운 생명을 지키기 위해 무의식적으로 '방어', '경계' 같은 레이더가 가동되지요.

기분이 좋아지는 요가 자세 한 가지를 차분히 취하다 보면 초조한 기분이 나아지고 마음에 여유가 생깁니다. 요가는 부정적인 감정을 알아차리고 멈출 수 있도록 해주는 효과가 있어요.

황체기 후반을 향해 가는 몸을 위해 긴장으로 뻣뻣하게 경직된 부분을 천천히 풀어주는 운동과 부교감 신경을 자극하는 복식호흡을 연습해 몸과 마음에 뭉친 것들을 풀어줍시다. 무리하지 않는 선에서 몸을 움직이고, 호흡을 깊이 쉬는 게 포인트입니다.

고관절과 골반을 풀어주는 자세

한 가지 자세를 천천히 느끼며 취합니다. 나가고 들어오는 호흡 안에서 일어나고 사라지는 모든 감각을 인지해보세요.

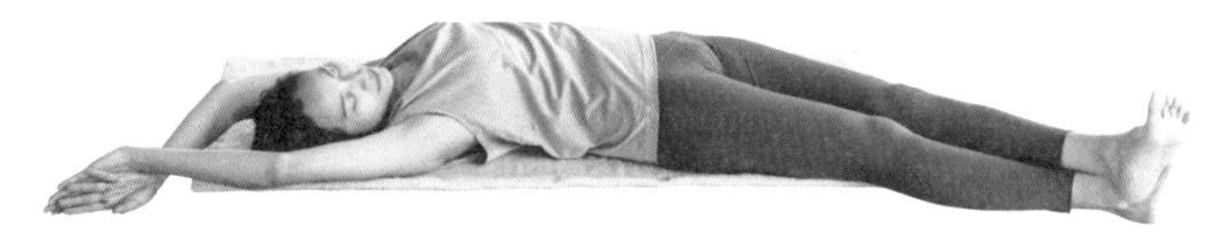

바나나 자세 p. 98

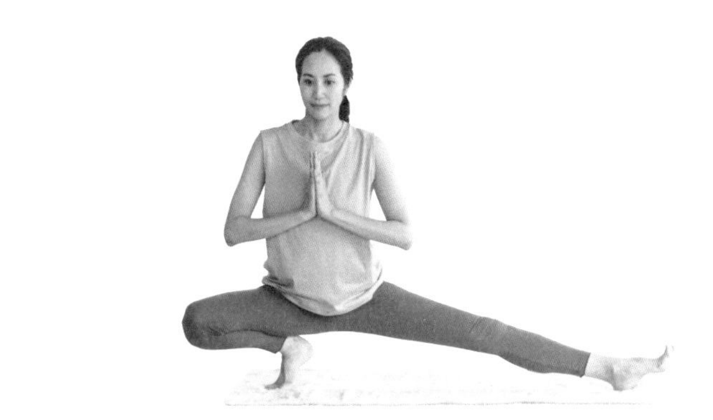

사이드 런지 p. 100

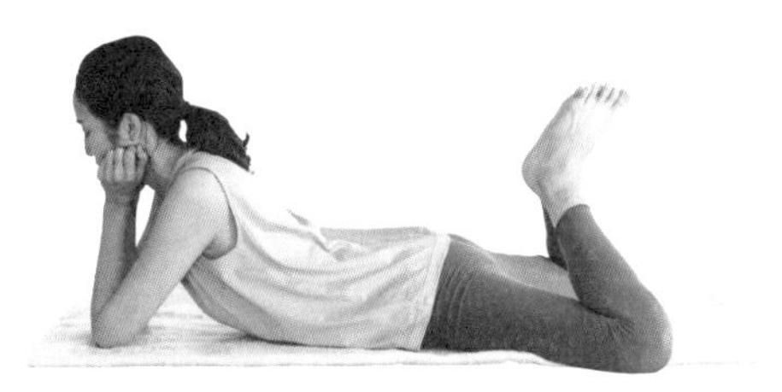

스핑크스 자세 p. 102

황체기 전반의 아유르베다 에너지

피타 (불)

배란 후의 황체기 전반은 촉촉하고 안정된 카파의 에너지가 감소하는 대신, 피타라는 불의 에너지가 강해집니다. 피타는 뜨겁고 날카로우며 번쩍거리고 가벼운 성질이 있습니다. 그래서 배란 후에는 체온이 높아지는 고온기에 접어들게 됩니다.

이 시기에는 에스트로겐 분비가 줄어드는 대신, 임신을 유지해주는 프로게스테론의 분비가 늘어나면서 호르몬 밸런스가 급격히 변화합니다.

월경 주기 중에서도 가장 건강한 시기이기 때문에 몸을 다소 격렬하게 움직이거나 새로운 일에 도전해도 부정적인 상황이 발생하진 않습니다. 다만, 만성피로에 시달리거나 자율신경에 이상이 있는 사람이 이 시기에 저돌적인 활동을 과다하게 되면 다음에 찾아올 월경 전에 몸 상태가 안 좋아질 수도 있습니다. 그러니 컨디션이 좋지 않다면 적당히 쉬면서 영양을 섭취하는 편이 좋습니다.

임신을 기다리고 있거나 다소 우울하다면 무리하지 말고 기분 전환을 하며 스스로를 위로하는 시간을 가져주세요.

세 가지 성질(도샤)

피타 성질의 사람은 보통의 체형을 가지고 있으며 시력이 좋고 새치가 생기기 쉬우며 피부에 염증이 잘 나고 설사병에 자주 걸리며 집중력이 좋고 의지가 강하며 정의감이 있습니다.

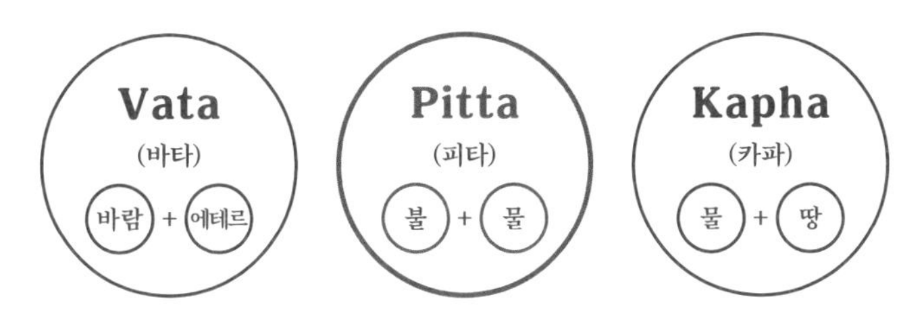

이 시기를 보내는 아유르베다식 방법

· 해보고 싶었던 일에 도전한다
· 서둘러 마음의 응어리를 푼다
· 표현, 창작, 발산한다
· 만나고 싶은 사람을 만난다
· 직감에 귀를 기울이고 무리하지 않는다

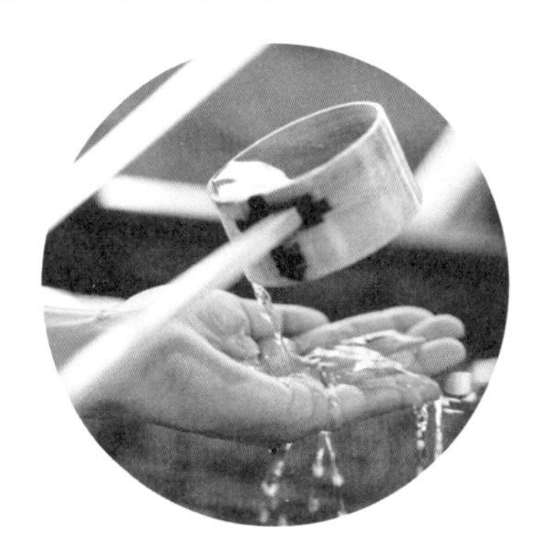

POSE 1

몸의 측면 근육을 늘여주는 바나나 자세

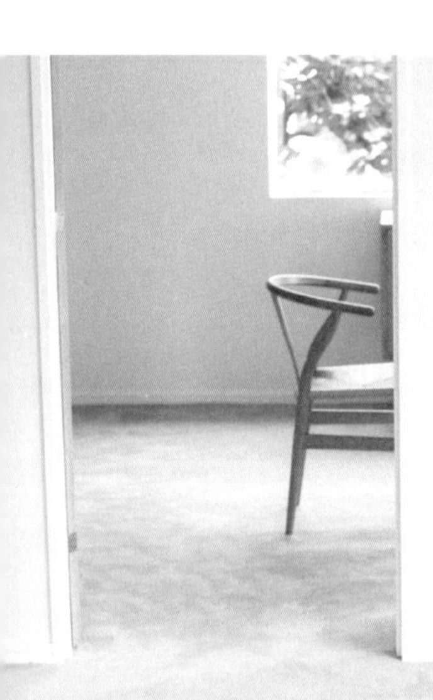

1 / 천장을 보고 눕는다

천장을 보고 바닥에 눕습니다.
양팔을 머리 위로 올려 손등끼리 맞댄 뒤
전신을 쭉 뻗습니다.

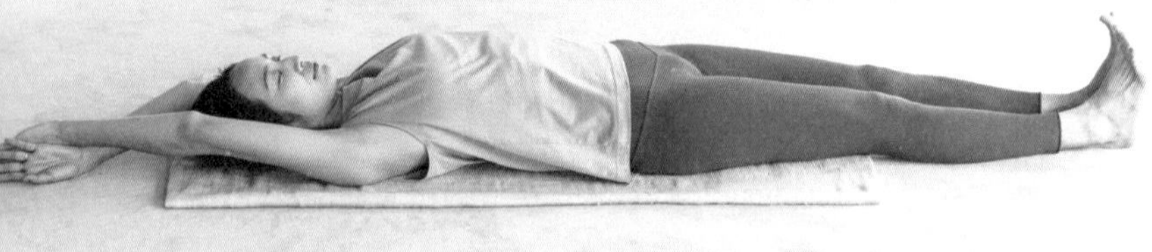

의식하면 좋은 포인트

- 옆구리 이완
- 호흡과 함께 늑골(갈비뼈)이 움직이는 모습을 느낀다
- 바나나 모양을 흉내 낸다고 생각한다
- 얼굴의 방향은 위, 왼쪽, 오른쪽 등 움직이며 편안한 위치를 찾는다

· 호흡이 더욱 깊어진다
· 기분 전환
· 생기를 되찾게 한다
· 옆구리 운동

2 / 옆구리를 늘인다

양 다리를 오른쪽으로 보낸 뒤, 왼쪽 다리를 들어 올려 오른쪽 발목에 얹습니다.
계속해서 팔→ 머리→ 어깨를 오른쪽으로 기울이며 몸의 왼쪽 부분을 늘입니다.
몸이 길게 늘어나는 걸 느끼며 그 상태에서 편하게 호흡합니다.
원하는 시간만큼 머무릅니다.

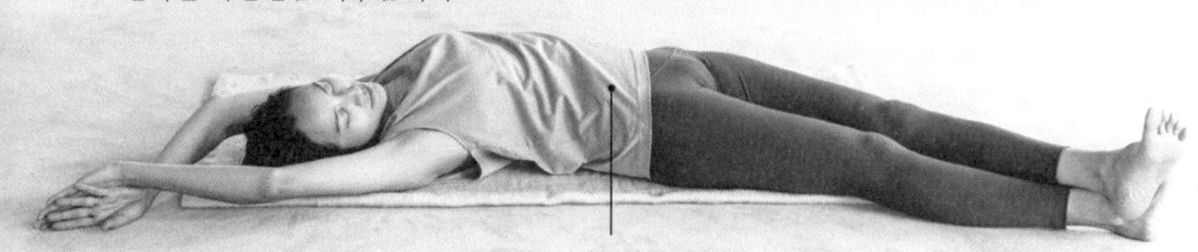

3 / 휴식한다

몸을 편하게 누운 상태로 되돌린 뒤, 여운을 느끼며 조용히 휴식합니다.
반대쪽도 같은 방법으로 해주세요.

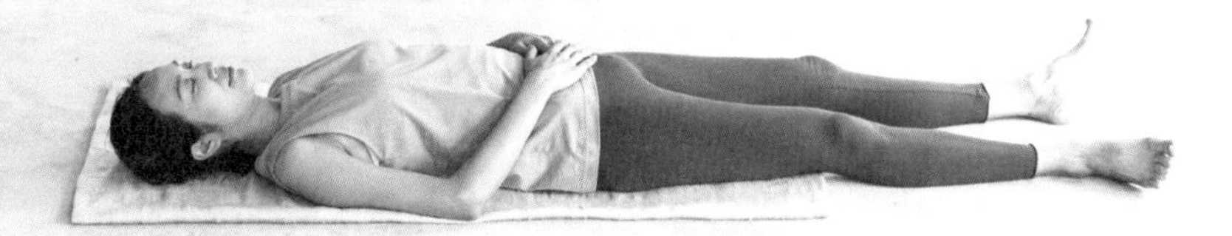

POSE 2

골반을 풀어주는 사이드 런지

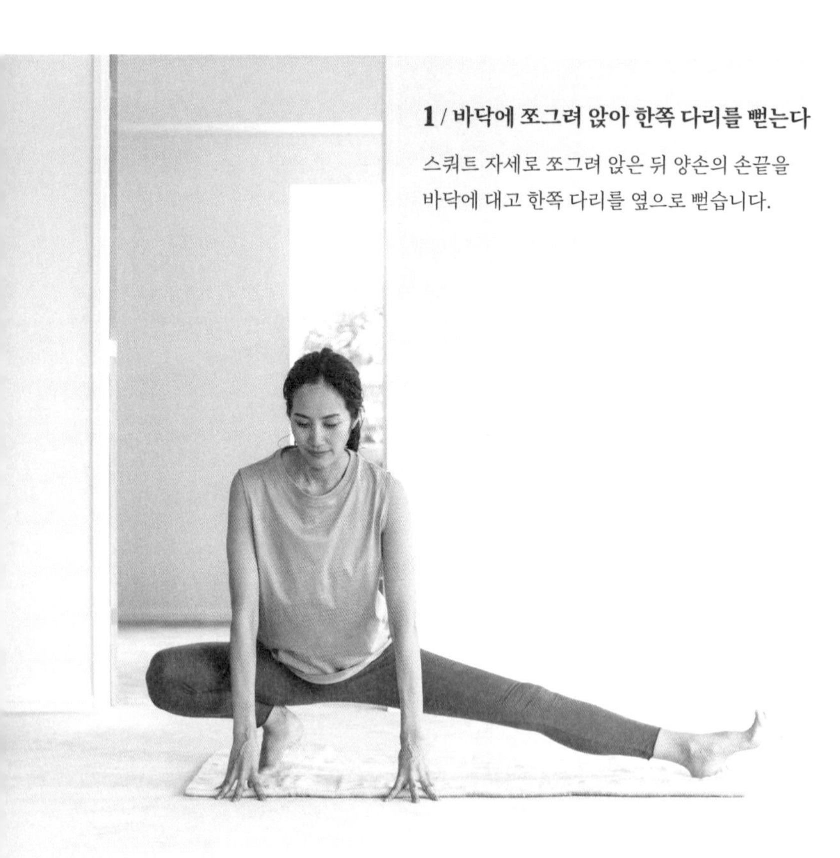

1 / 바닥에 쪼그려 앉아 한쪽 다리를 뻗는다

스쿼트 자세로 쪼그려 앉은 뒤 양손의 손끝을 바닥에 대고 한쪽 다리를 옆으로 뻗습니다.

의식하면 좋은 포인트

- 꼬리뼈는 아래로, 정수리는 위로
- 뻗은 다리와 접은 다리 사이에서 균형을 유지한다
- 들숨은 깊게 들이쉬며, 날숨에서 골반저근을 지긋이 들어 올린다
- 균형 잡기가 어렵다면 의자 등을 잡아도 좋다

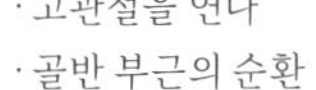

· 고관절을 연다
· 골반 부근의 순환
· 균형감 신장

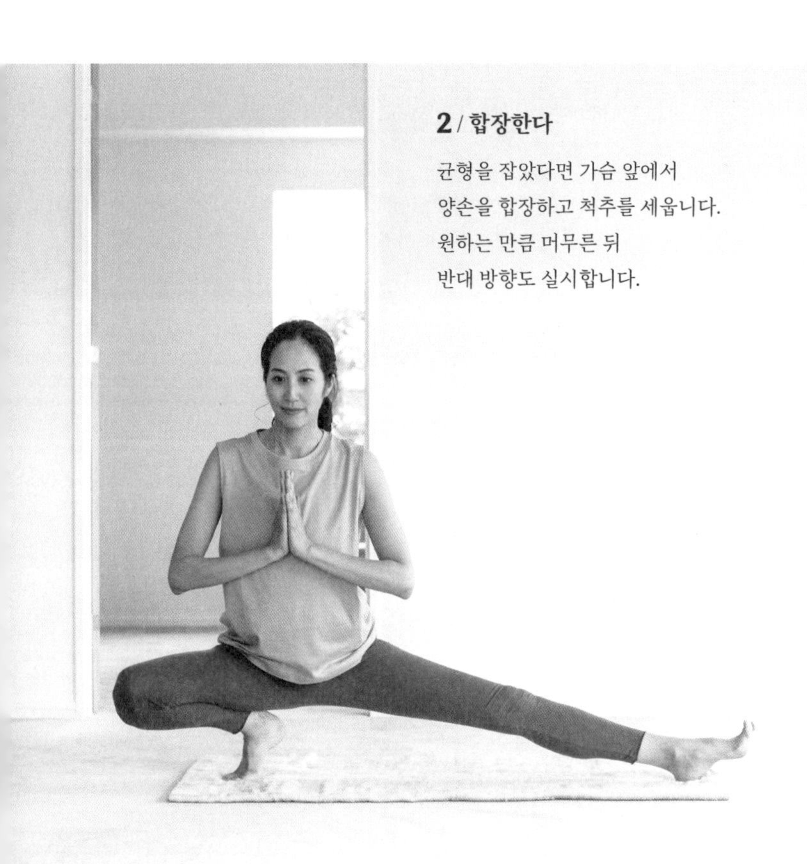

2 / 합장한다

균형을 잡았다면 가슴 앞에서
양손을 합장하고 척추를 세웁니다.
원하는 만큼 머무른 뒤
반대 방향도 실시합니다.

POSE 3

척추를 바로 잡아주는 스핑크스 자세

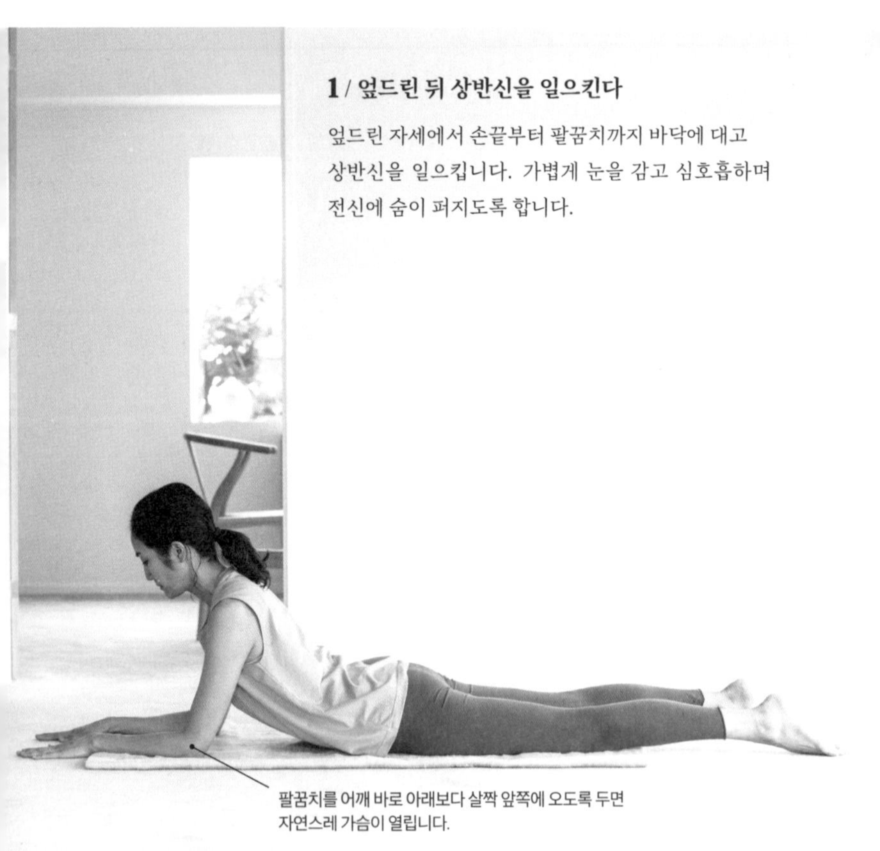

1 / 엎드린 뒤 상반신을 일으킨다

엎드린 자세에서 손끝부터 팔꿈치까지 바닥에 대고 상반신을 일으킵니다. 가볍게 눈을 감고 심호흡하며 전신에 숨이 퍼지도록 합니다.

팔꿈치를 어깨 바로 아래보다 살짝 앞쪽에 오도록 두면 자연스레 가슴이 열립니다.

의식하면 좋은 포인트

- 나에게 적당한 무게 중심을 찾는다
- 기분이 좋아지는 복부 운동
- 들숨에서 힘을 빼고, 날숨에서 골반저근과 복횡근(배가로근, 복부 근육 중 가장 안쪽에 있는 심층 근육 - 옮긴이 주)에 의식을 둔다

· 자세를 바르게 잡는다
· 척추 앞부분의 공간을 넓힌다
· 소화 작용에 도움을 준다
· 완만하게 뒤로 젖히는 자세 연습
· 자율신경계 균형을 맞춰준다

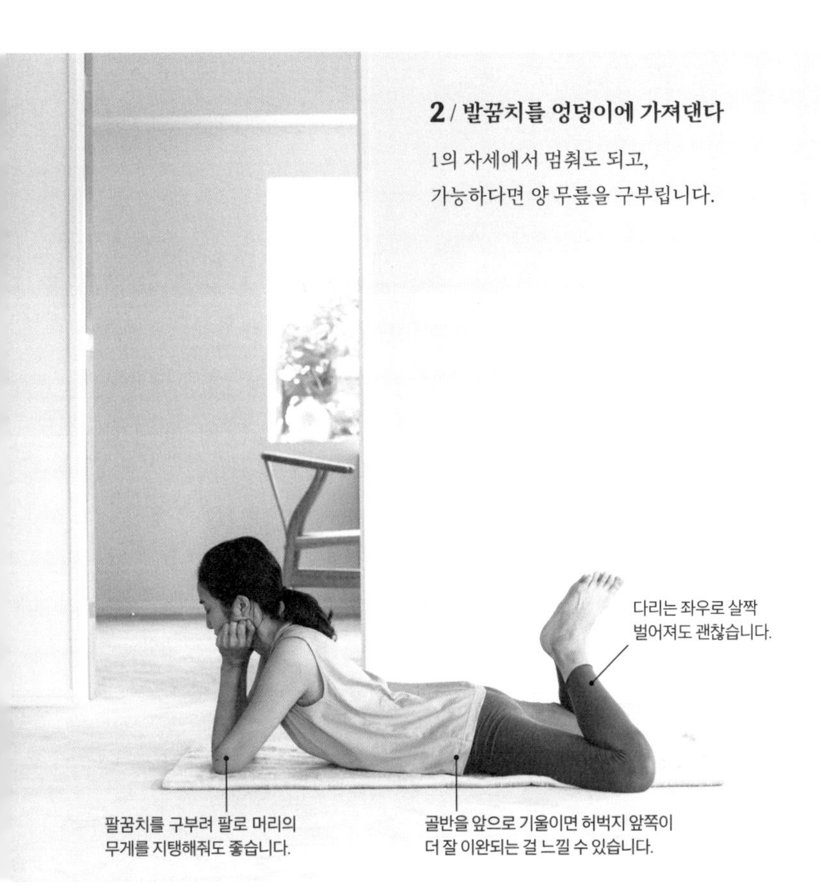

2 / 발꿈치를 엉덩이에 가져댄다

1의 자세에서 멈춰도 되고,
가능하다면 양 무릎을 구부립니다.

다리는 좌우로 살짝
벌어져도 괜찮습니다.

팔꿈치를 구부려 팔로 머리의
무게를 지탱해줘도 좋습니다.

골반을 앞으로 기울이면 허벅지 앞쪽이
더 잘 이완되는 걸 느낄 수 있습니다.

보름달 무렵의 명상

보름달 무렵은 자신이 지금까지 열심히 노력해 이룬 성취, 혹은 이미 가진 것들에 감사드리거나 그 성과를 기대하는 시기입니다. 그에 대한 마음가짐을 깊게 다지는 명상을 해보세요.

달은 물론 그 주변까지 환하게 빛나는 보름달 무렵은 나의 바깥에 있는 빛을 의식하는 시기입니다. 달이 차오르기까지 쌓아온 것들과 이미 부여받은 축복에 감사하는, 그것에 대한 마음씀씀이를 깊게 만들어주는 명상을 해보세요. 지금까지 얻은 물질적, 정신적 풍족함이나 인간관계를 유심히 들여다봅시다.

요가를 한 후에 잠들기 전 잠깐 동안, 차분한 분위기에서 실천해보세요. 프라나(생명 에너지)가 높아지는 시기이므로 월광욕(月光浴)을 하며 음의 기운을 느끼거나 더운 여름에는 시원한 저녁 바람을 쐬며 달을 보러 나가는 것도 좋겠지요.

편안한 자세로 앉아주세요.
무의식적으로 힘이 들어가기 쉬운 눈 주변,
악물기 쉬운 어금니와 턱에 힘을 뺍니다.

무리하지 않는 선에서 자세를 바로 잡았다면
자연스러운 호흡과 함께
'지금 · 여기'에서 깨어 있는 몸의 감각과 이어집니다.

들숨을 기분 좋게 채우고
날숨을 편안하게 내뱉으세요.

천천히 들이쉬고
내뱉을 때도 무리하게 길게 뱉지 않아도 됩니다.
수없이 반복할 필요도 없습니다.

그저 필요한 만큼, 느긋하게 시간을 가지고 실천하세요.
평소보다 편안한 호흡을 맛보세요.

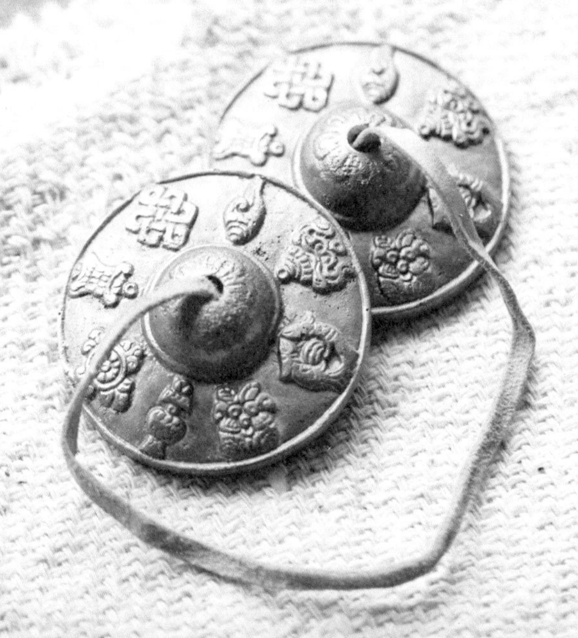

이제부터 내가 감사하게 생각하는 것들을 떠올려봅니다.*
고맙게 여겨지는 일이라면 뭐든 괜찮습니다.
평소에 당연하다고 여기며 좀처럼 의식하지 않았던 것도 포함해
손에 쥐어진 '선물'을 떠올려봅니다.
'고맙습니다' 하고 마음속으로 말해보는 것도
좋겠네요.

적당한 선에서 생각을 멈추고
지금, 몸속에 차오른 감각을 느껴봅니다.

그리고 커다란 보름달을 떠올리며
그 에너지를 느껴봅니다.
월광욕을 한다고 생각하며
새하얀 은빛이 온몸의 세포를 촉촉하게 적시도록 맡긴 채
세상에 하나뿐인 나 자신부터 가득 채워줍니다.

'나의 행복을 바랍니다'
마음속으로 외쳐보세요.

이제 소중한 사람을 떠올립니다.
그리고 그 사람의 행복을 빌어보세요.

'당신의 행복을 바랍니다'

---

* 예를 들면 뜨끈한 물에 몸을 담그는 것, 소중한 사람이 곁에 있다는 것, 자유로운 시간이 있다는 것, 몸 어디도 아프지 않다는 것 등이 있겠죠.

마지막으로, 만약 할 수만 있다면
만나면 불편한 사람을 떠올리고 그 사람의 행복을 빌어보세요.

'당신의 행복을 바랍니다'

얼마간 그 상태로 내면의 감각을 느껴보세요.

들숨을 기분 좋게 채우고
날숨을 편안하게 내뱉으며 놓아줍니다.

숨을 크게 들이마신 뒤
입으로 "하-" 하며 숨을 뱉습니다.
가볍게 침을 삼켜 목구멍을 적셔주세요.

양손을 가슴 앞에서 모으고
위대한 자연의 결정체인 내 몸 전체를
있는 그대로 느끼며
여러 번 호흡합니다.

이걸로 보름달 명상을 마칩니다.
감사합니다.

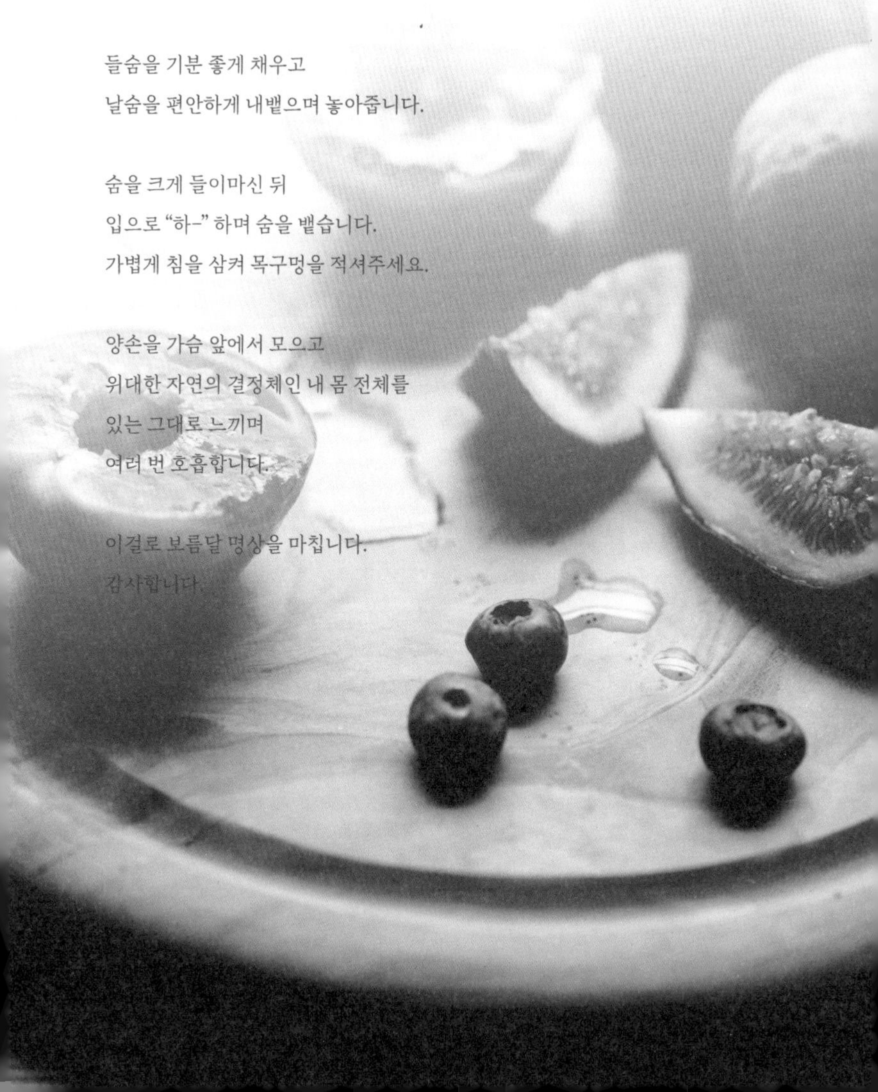

TIPS 1

보고 싶은 사람을 만나고, 가고 싶은 곳으로 떠나요

몸이 하는 말에 귀를 기울이고 무리하지 않는 것은 나를 소중히 여기는 마음 그 자체입니다. 그렇다고 해서 지나치게 소중히 여긴 나머지, 인생을 보다 다채롭게 해주는 경험을 하지 못하는 것도 안타까운 일이죠. 일상은 일상대로 소중히 여기면서 비교적 컨디션이 안정되어가는 이 시기에는 가고 싶던 곳으로 발걸음을 옮기거나 만나고 싶던 사람을 만나는 등 밖에서 관계를 쌓아가기에 적합합니다.

여성은 스트레스에 직면하면 '보살핌과 어울림 반응tend-and-befriend'을 통해 그것을 해소한다는 UCLA의 연구가 있습니다. 그 전까지 비슷한 연구의 대다수는 주기적인 변동이 적은 남성을 피실험자로 선정했기 때문에 성별에 따른 차이가 고려되지 않았습니다. 그래서 스트레스 상황에 노출되면 공격적이게 되거나fight 혼자 방에 틀어박히는flight '투쟁 회피 반응fight-or-flight'을 보인다고 알려졌었죠. 하지만 테일러 박사 등의 연구에 따르면 여성은 자신보다 약한 아이나 반려동물을 돌보거나tend 다른 여성과 차를 마시며 이야기를 나누는 방법

befriend으로도 스트레스에서 회복할 수 있음이 밝혀졌습니다.*

하버드 대학의 간호사를 대상으로 한 장기간에 걸친 대규모 연구에서도 친한 친구의 존재는 인생의 행복 지수와 수명에 직결된다고 결론 내렸습니다. 파트너의 사별이나 이혼, 유산, 심적 외상 등 정신적으로 타격이 큰 사건을 경험했을 때도 풍부한 인간관계 속에 있는 여성은 그로부터 빨리 회복된다는 증거도 있다고 합니다.

저는 정기적으로 친구를 만나는 일은 나 자신의 건강을 알 수 있는 바로미터라고 생각합니다. 그렇지만 하고 싶은 일과 해야 하는 일은 너무나 많고, 또 모두의 일정을 맞추기도 현실적으로 어렵지요. 게다가 저의 잠재의식에는 '엄마란 자고로 자기가 하고 싶은 일을 참고 가족에게 희생해야 한다'는 낡은 사고방식이 있어서, 일부러 의식하지 않으면 1년에 한 번도 만나지 못하고 멀어지고 만 친구도 있습니다. 어쨌든 속마음을 솔직히 털어놓을 수 있는 친구, 보기만 해도 마음이 편해지는 친구와 만나 서로를 위로하고 격려하는 시간은 둘도 없는 보물입니다. 인간관계도 식물을 돌보는 것과 마찬가지로 정기적으로 물을 주고 볕을 쐬어주지 않으면 메말라버린다고 생각해요.

특히 여성은 가정에서도 직장에서도 다른 사람을 배려하거나 돌보는 역할을 맡는 경우가 많아 중년 이후 '번아웃 증후군'에 걸리기 쉽습니다. 책임감이 강하고 주변 사람들에게 친절한 사람이야말로 "예스"뿐 아니라 "노"라고 말하는 연습이 필요하고, 그 균형에 신경 쓰며

---

* Taylor, S. E., Klein, L. C., Lewis, B. P., Gruenewald, T. L., Gurung, R. A., & Updegraff, J. A. (2000), "Biobehavioral responses to stress in females: tend-and-befriend, not fight-or-flight", *Psychol Rev*, 107(3). pp.411-440.

나 자신이 지치지 않도록 스스로 돌봐야 합니다. 서로 지켜주고, 서로 배려하는 활동적인 친구의 존재는 내가 나로서 존재할 수 있도록 만들어주는 지원 네트워크이자 지지 연대입니다.**

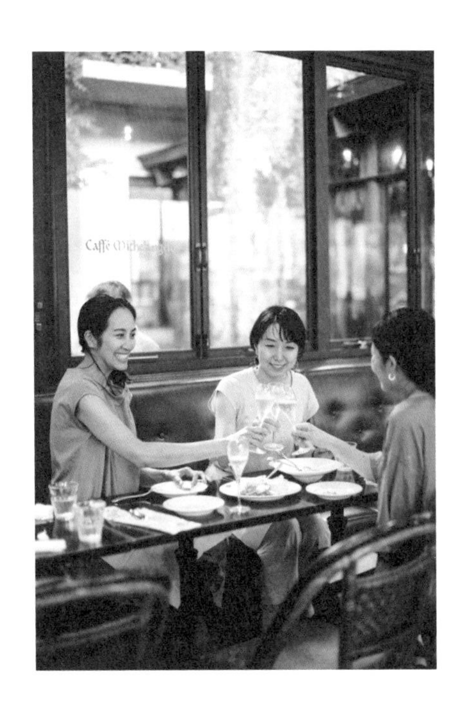

** Laura Van Dernoot Lipsky, Connie Burk(2009), *Trauma Stewardship: An Everyday Guide to Caring for Self While Caring for Others*, Berrett-Koehler Publishers.

TIPS 2 마음에도 청소가 필요해요

과음한 다음 날 어김없이 숙취가 찾아오는 것처럼 현재 내가 겪고 있는 일들은 그 이전의 어떤 행위의 결과이기 때문에*, 월경전증후군이 심한 분들은 월경이 시작되기 전부터 피로가 쌓이지 않도록 조금씩 미리미리 해소하는 걸 추천드려요.

심호흡을 하며 자신에게 집중하는 요가 역시, 그 자체로 정체된 에너지를 풀어주는 청소의 일환입니다. 절이나 교회, 성당처럼 신성한 공간이나 공원, 숲, 바다 등 마음을 정화시켜주는 곳을 찾아가거나 기도를 하는 것도 흐트러진 균형을 잡는 데 도움이 됩니다.

꼭 외출하지 않아도 집안에 신성한 공간을 만들어 나에게 영감을 주도록 꾸미고(꽃, 크리스털, 날개, 그림 등으로), 그 앞에서 명상이나 요가를 하는 습관을 들이면 그곳의 에너지가 신성해지면서 영적인 공간으로 바뀌지 않을까요?

방은 자신의 마음 상태와 무관하지 않다는 말처럼 바쁘게 지내다

* 그렇다고 해도 모든 일은 복잡한 관계 속에서 일어나는 것이니, 모든 것을 자기 책임으로 돌리지는 마세요. 사람이 통제하지 못하는 일도 분명 있으니까요.

보면 집안에 먼지가 쌓이기 쉽죠. 달이 기울어가는 이 시기에는 새로운 것을 들여놓기보다 생활공간을 청소하거나(특히 물걸레질이 효과가 큽니다) 향을 피워 주위를 가볍게 정화시켜보세요.

입욕제를 넣은 욕조에 몸을 담그거나 눈물을 흘리는 것도 마음을 청소하는 데 좋답니다.

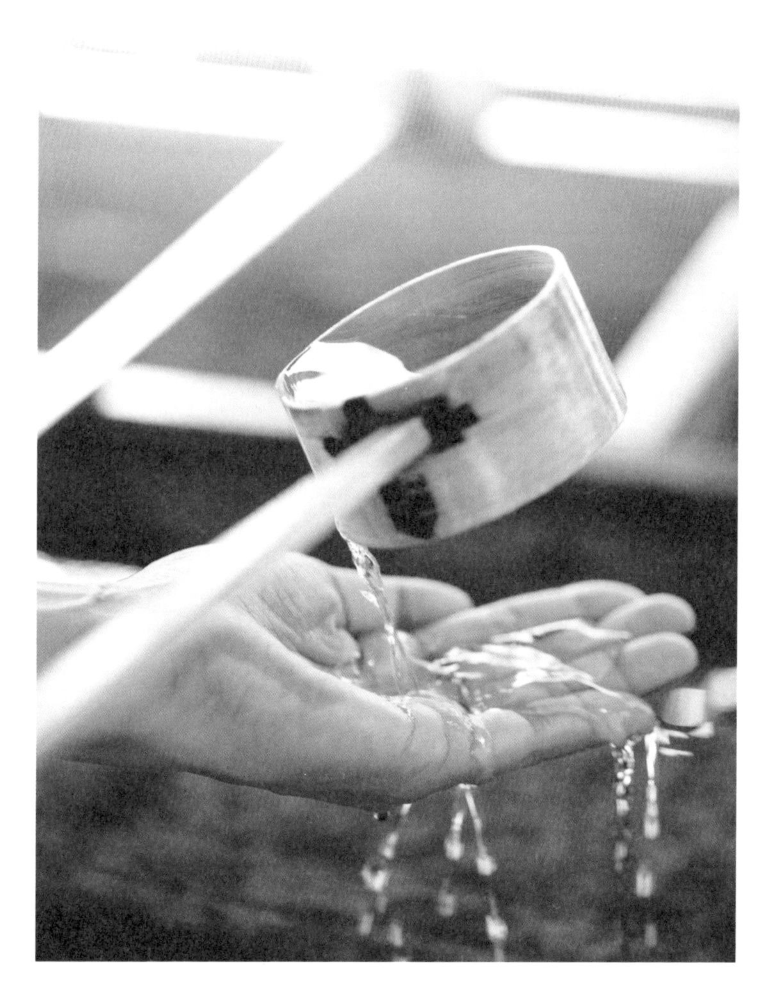

COLUMN 3

수확의 맛,
보름달 무렵의 오자스 음료

첫아이를 낳은 후, 발리 섬에 있는 아유르베다 시설에 갔습니다. 모유 수유를 끝낸 후였기 때문에 디톡스 프로그램이 아닌, 출산으로 인한 몸의 피로감을 종합적으로 개선해주는 프로그램을 신청해 들었습니다. 소화가 잘되는 갓 만든 식사, 시로다라(이마에 기름을 떨어뜨리는 요법), 아비양가(머리를 포함한 전신 오일 케어) 등 부드러운 손 마사지를 매일 받으니 수명이 늘어나는 듯한 기분이 들었습니다.

귀국하기 전 마지막 상담에서 선생님이 추천해준 음료가 바로 오자스 음료입니다. 촉촉한 단맛이 온몸을 적시고 나이를 먹을수록 흐트러지기 쉬운 바타를 진정시켜주는 자양 강장 효과가 높은 음료예요.

보름달 무렵은 뿌린 씨앗을 거두어들이는 추수 시즌에 해당합니다. 감사의 마음과 함께 맛있는 음료를 드셔보세요.

재료*(1인분)
우유(두유나 아몬드 밀크 등도 가능) 200ml
기 버터(정제한 버터 오일) 1작은술
생꿀 적정량
대추야자 2~3알(씨를 제거한 뒤 잘게 썬다)
아몬드 10알(물에 하룻밤 재워둔 뒤 껍질을 벗긴다)
카더멈 가루 한 꼬집
사프란 3송이(없어도 무방)

만드는 방법

1. 작은 냄비에 생꿀을 제외한 나머지 재료를 넣고 중불에서 끓입니다.
2. 끓기 바로 직전에 약불로 줄여 3분간 가열합니다. 불을 끈 뒤 마실 수 있을 정도의 온도까지 식으면 꿀을 넣고 거품기로 거품이 생길 때까지 저어줍니다(믹서기에 넣고 부드러워질 때까지 섞어도 됩니다).

---

* 주에 세 번을 기준으로 공복에 마십니다. 만드는 방법은 다양하지만, 위쪽의 재료가 우선순위가 높습니다. 구하기 힘들다면 있는 것만으로 만들어 드셔보세요.

PART 5

하현달~그믐달 황체기 후반 요가

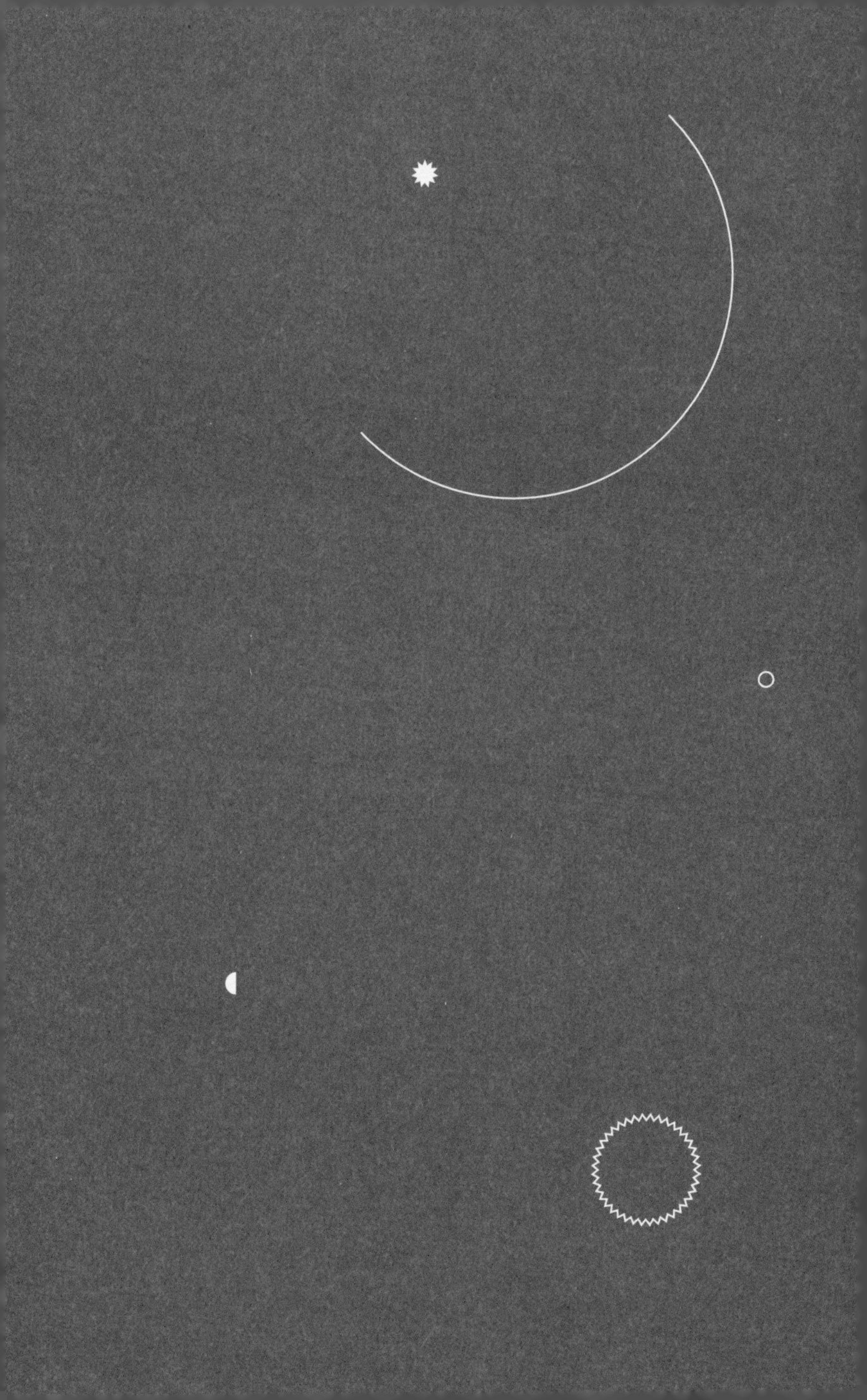

황체기 후반의 테마 '휴식'
- 서서히 휴식 모드로

배란 이후 분비가 급격히 줄어들었던 에스트로겐은 서서히 분비가 늘어나다 황체기 후반이 되면 두 번째 피크를 맞이한 뒤 다시 줄어들게 됩니다. 배란 이후 계속 분비가 늘어나던 프로게스테론 역시 임신이 되지 않은 것을 인지하면 점점 줄어들어 아기의 침대가 될 예정이었던 자궁내막도 서서히 변질되기 시작합니다(→ p. 23 참조). 프로스타글란딘의 작용으로 자궁내막의 배출, 즉 월경이 시작되는 것이죠. 배란 후 수정이 되면 5~6일 후 자궁내막에 착상이 시작되어 약 12일 후에 완료되기 때문에 이 시기의 몸은 일어날 수 있는 임신에 대비해 '휴식 · 축적' 모드가 됩니다.

변비와 부종, 피로가 쉽게 쌓이므로 그간 소홀하게 대했던 나 자신을 배려하는 마음으로 심신의 불쾌함을 완화할 수 있도록 관리합시다. 대다수의 여성은 이 시기에 다양한 형태의 월경전증후군PMS을 경험합니다. 이때 적당한 운동이 월경전증후군을 경감시킬 수 있다고 합니다. 동작이 큰 요가가 맞는 사람도 있을 테고, 피로가 쌓인 상태라면 바닥에서 하는 요가가 심적인 월경전증후군 증상을 누그러뜨려 줍니다. 곧 받게 될 월경이라는 편지를 위해 저축한다는 마음으로 자연의 흐름에 다가가보세요.

호흡을 깊게 해 편안한 기분을 느낀다

전신을 크게 뻗거나 골반 주변의 울혈을 제거하는 자세입니다. 스스로 기분 좋게 느껴지는 정도를 찾아보세요. 호흡을 깊게 하며 몸의 감각에 의식을 집중시켜봅시다.

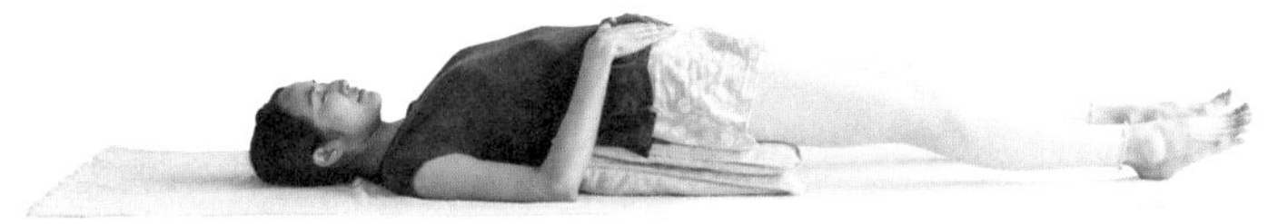

다리 자세 응용 p. 122

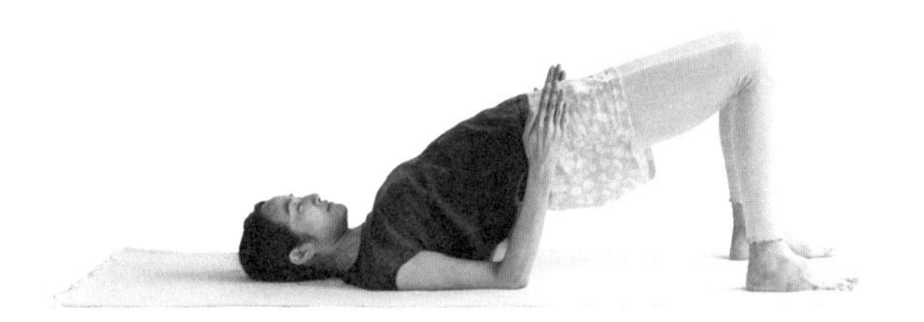

다리 자세 p. 124

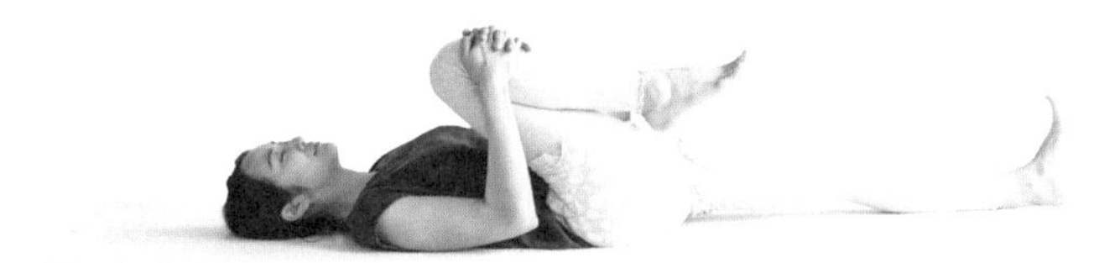

바람 빼기 자세 p. 126

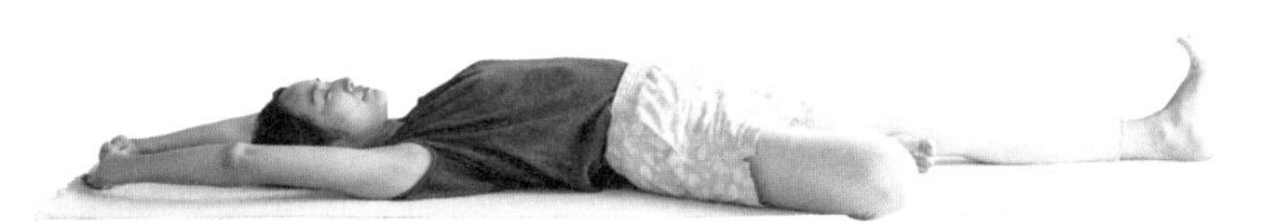

누워서 하는 나무 자세 p. 128

황체기 후반의 아유르베다 에너지

피타 (불)

황체기는 뜨겁고 날카로우며 번쩍거리고 가벼운 성질의 피타 에너지가 우세해지는 시기입니다. 체온이 올라가며 혹시 모를 수정란을 지키기 위해 에너지를 축적하므로 체중이 늘어나는 것도 자연스러운 일이죠.

월경이 다가오는 황체기 후반에는 호르몬 분비도 저하되기 때문에 쉽게 피곤해지고, 우울한 감정이 겉으로 드러날 수 있습니다. 초조하거나 짜증나게 만드는 요소는 줄이고 기분 좋게 지낼 수 있는 요소를 늘려보세요. 불은 물로 중화시킬 수 있으니, 윤기가 돌고 마음을 촉촉하게 만드는 것을 선택하는 것도 좋습니다. 무리하지 말고, 신경 써야 하는 일들로부터 멀어져보세요. 내가 편히 쉴 수 있도록 시간과 에너지를 쓰세요. 적당히 단 음식을 먹는 것도 추천합니다(과일처럼 자연에서 온 단맛을 권합니다. - 감수자 주).

그간 감정의 균형을 잡아왔던 호르몬의 수치가 낮아지면서 '나만 참고 있었잖아!', '열심히 노력했지만 헛수고였어!' 등등 우울한 감정이 드러날 수 있습니다. 물질적인 에너지는 땀, 대소변 등으로 배출하듯이 정신적인 에너지도 나와 타인을 해치지 않는 형태로 소화 · 승화시킬 수 있도록 쉬어보세요.

세 가지 성질(도샤)

피타 성질의 사람은 보통의 체형을 가지고 있으며 시력이 좋고 새치가 생기기 쉬우며 피부에 염증이 잘 나고 설사병에 자주 걸리며 집중력이 좋고 의지가 강하며 정의감이 있습니다.

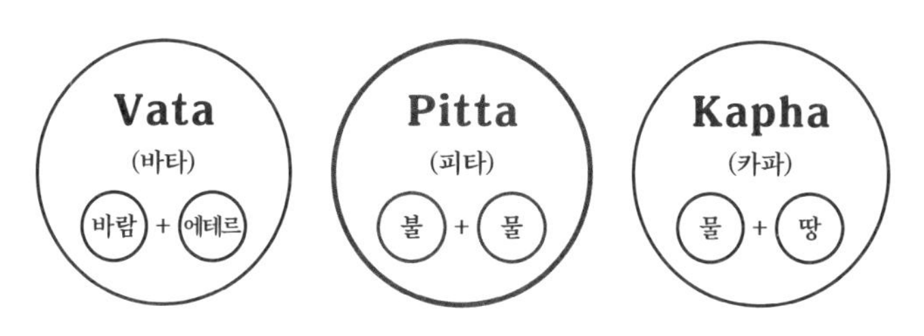

아유르베다식 방법

이 시기를 보내는

· 휴식 모드에 들어간다
· 스스로에게 관대해진다
· 기분이 좋아질 정도로만 몸을 움직인다
· 자극이 강하거나 과격한 것과 거리를 둔다
· 여유를 만든다

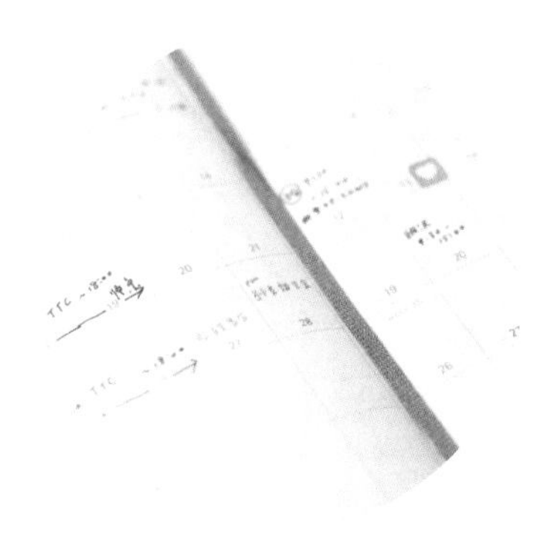

POSE 1

마음에 여유를 되찾아주는 다리 자세 응용

1 / 천장을 보고 눕는다

단단한 소재의 쿠션이나
여러 번 포갠 담요를 엉덩이 아래에 받치고
바닥에 천장을 보고 눕습니다.

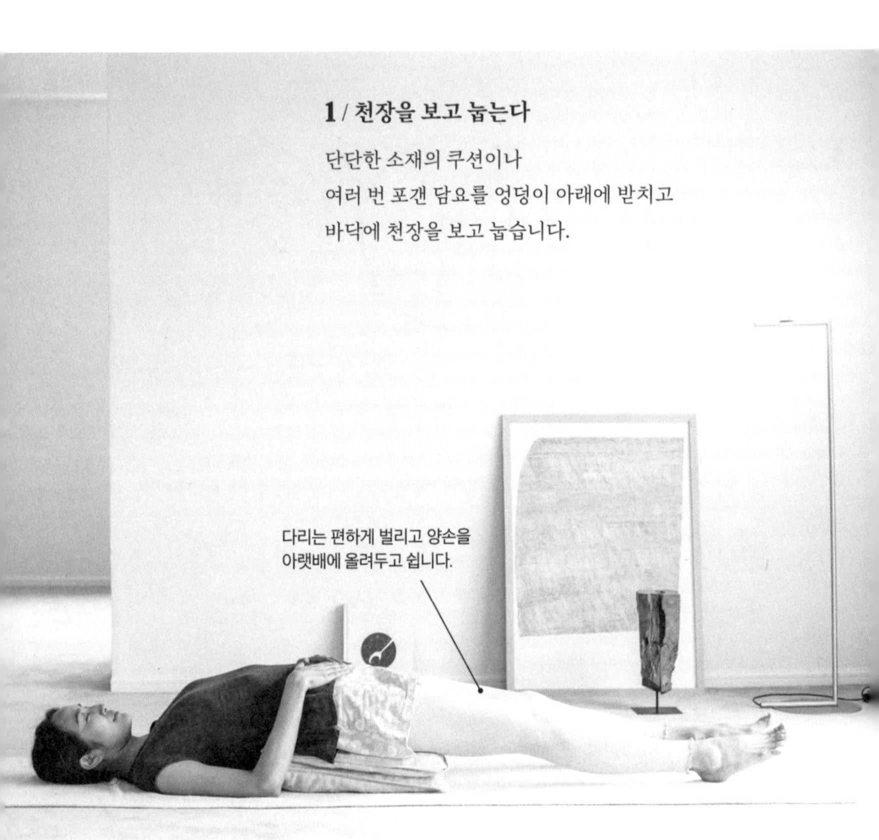

의식하면 좋은 포인트

- 2번 동작에서 고개를 오른쪽으로 돌려 5회 호흡하고 왼쪽으로 돌려 5회 호흡, 위로 올려 5회 호흡한다
- 자세를 풀 때는 엉덩이를 들어 올려 쿠션 등을 제거하고 허리를 바닥에 닿게 한다. 양 무릎을 가슴으로 끌어올려 안은 채 좌우로 흔들어준 뒤 전신을 편다

· 전신 이완
· 심신에 여유를 만든다
· 내면에 평온함이 찾아온다
· 양에서 음으로

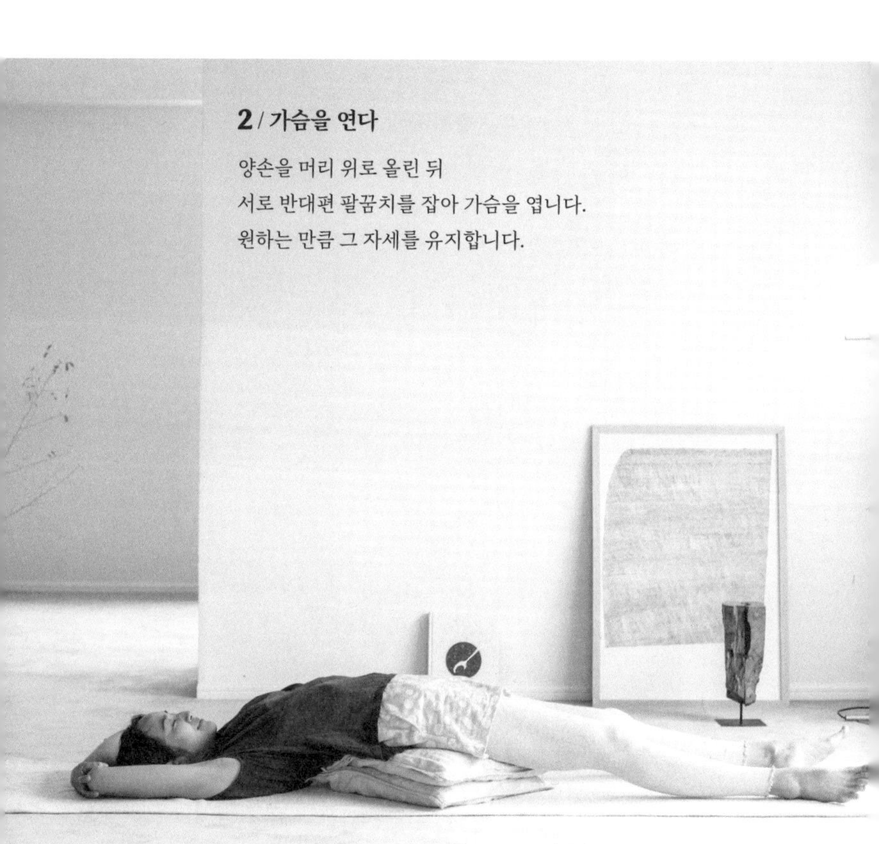

2 / 가슴을 연다

양손을 머리 위로 올린 뒤
서로 반대편 팔꿈치를 잡아 가슴을 엽니다.
원하는 만큼 그 자세를 유지합니다.

POSE 2

목·어깨 결림을 풀어주는 다리 자세

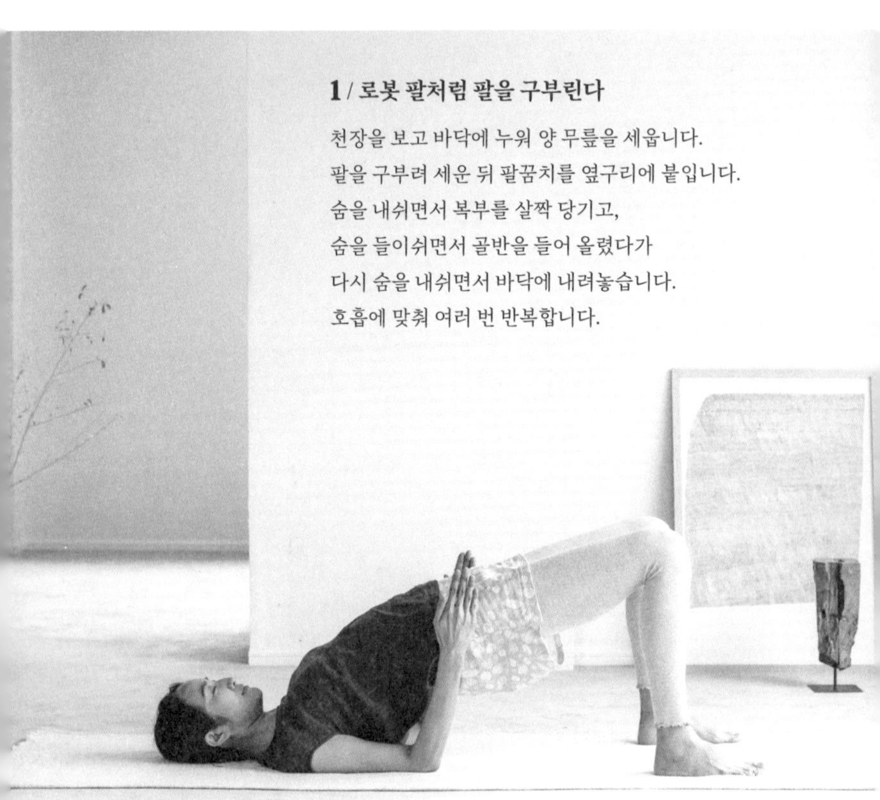

1 / 로봇 팔처럼 팔을 구부린다

천장을 보고 바닥에 누워 양 무릎을 세웁니다.
팔을 구부려 세운 뒤 팔꿈치를 옆구리에 붙입니다.
숨을 내쉬면서 복부를 살짝 당기고,
숨을 들이쉬면서 골반을 들어 올렸다가
다시 숨을 내쉬면서 바닥에 내려놓습니다.
호흡에 맞춰 여러 번 반복합니다.

5~10회를 기준으로 천천히 하세요.
끝난 후에는 잠시 휴식합니다.

의식하면 좋은 포인트

- 다리는 어깨너비 정도로 벌리고 안정감이 느껴지는 곳에 둔다
- 발꿈치 중심에 힘을 주어 지탱한다
- 숨을 들이쉬며 골반 내부에 힘을 뺀다
- 숨을 내쉬며 포궁을 껴안듯이 골반저근과 복횡근을 조인다

· 골반 부근을 순환한다
· 하반신의 울혈을 제거한다
· 골반 교정 효과
· 목·어깨 결림을 풀어준다

2 / 가슴을 연 채 유지한다

1과 같이 골반을 들어 올린 뒤
견갑골로 척추를 지지한 채 양손을 깍지 낍니다.
팔과 발꿈치로 지면을 밀면서 가슴을 열고
아랫배의 움직임을 의식하면서 여러 번 호흡합니다.

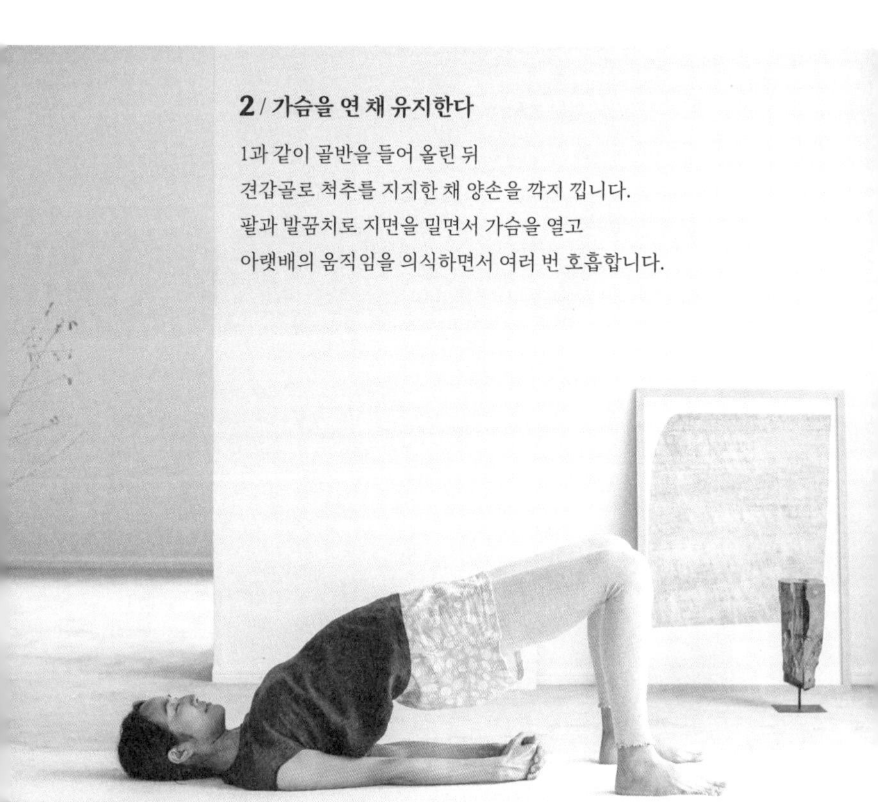

쉽게 하는 방법

1의 동작 중 로봇 팔 자세는 복부의 심부 근육과 엉덩이, 허벅지에 더 많은 힘과 집중이 필요합니다. 팔을 구부리지 않고 손바닥을 엉덩이 옆 바닥에 둔 뒤, 골반을 들어 올릴 때 바닥을 지그시 눌러 지렛대처럼 활용하면 골반을 보다 안정적이고 편하게 들어 올릴 수 있습니다. 내쉬는 숨에 복부를 가볍게 당기고, 들이 쉬는 숨에 골반을 들어 올리세요. 다시 숨을 내쉬면서 골반을 천천히 내려놓습니다. 내려놓을 때 배에 힘이 풀리지 않도록 합니다. – 감수자 주

POSE 3

복부 팽만감을 해소하는 바람 빼기 자세

1 / 한쪽 무릎을 껴안는다

천장을 보고 바닥에 눕습니다.
한쪽 무릎을 구부려 가슴 쪽으로
가져온 후, 무릎 앞에서 깍지를 낍니다.
숨을 내쉬며 다리를 가슴 쪽으로 깊게
당기고, 들이마실 때 풀어줍니다(이때
다리가 몸통 밖으로 빠져 나가지 않도록 합
니다. - 감수자 주). 여러 번 반복한 뒤
천천히 심호흡을 합니다.

2 / 휴식한다

전신을 풀어 휴식합니다.
반대쪽 다리도 같은 방법으로
해줍니다.

의식하면 좋은 포인트

- 다리 부근의 압박과 끝난 후 송장 자세로 느끼는 개방감
- 골반 안쪽 깊숙한 곳까지 거품이 일듯이 번져가는 호흡
- 무릎의 방향을 가슴 부근이나 겨드랑이로 바꾸면 움직임을 느끼는 부위가 달라진다

· 골반 부근을 순환한다
· 하반신의 울혈을 제거한다
· 신경계 조절을 돕는다
· 소화·배설을 촉진한다
· 피로를 개선한다
· 숙면에 도움이 된다

3 / 발바닥을 잡는다

깍지 낀 손을 발바닥에 걸어 발바닥과
깍지 낀 손끼리 서로 밀어주세요.
허벅지에서 압박감을 느꼈다면
여러 번 호흡 후 자세를 풀어 여운을 느끼며 휴식합니다.
반대쪽 다리도 같은 방법으로 해줍니다.

빈 캔을 짓밟듯이.
어깨가 올라가지 않도록 주의해주세요.

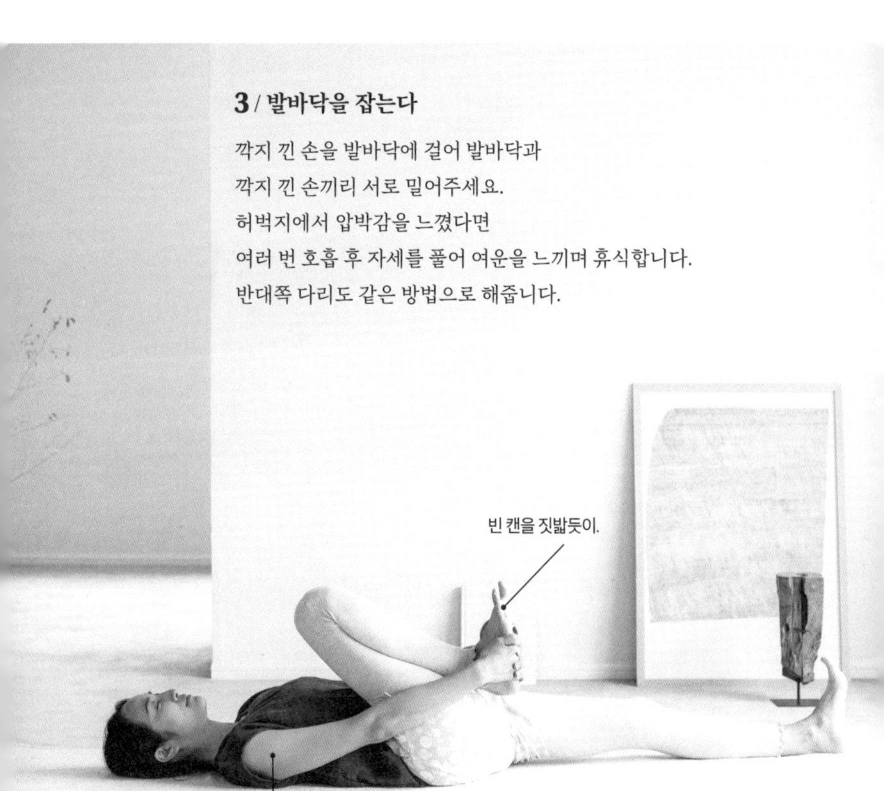

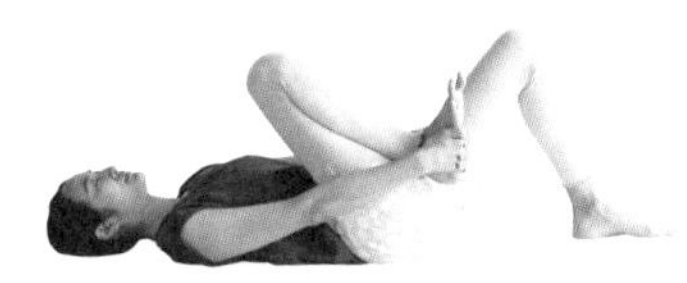

쉽게 하는 방법
반대편 무릎을 세우세요.
한쪽 무릎을 구부리면 3의 동작을
하기 쉬워집니다.

POSE 4

무거운 감정을 덜어내는 누운 나무 자세

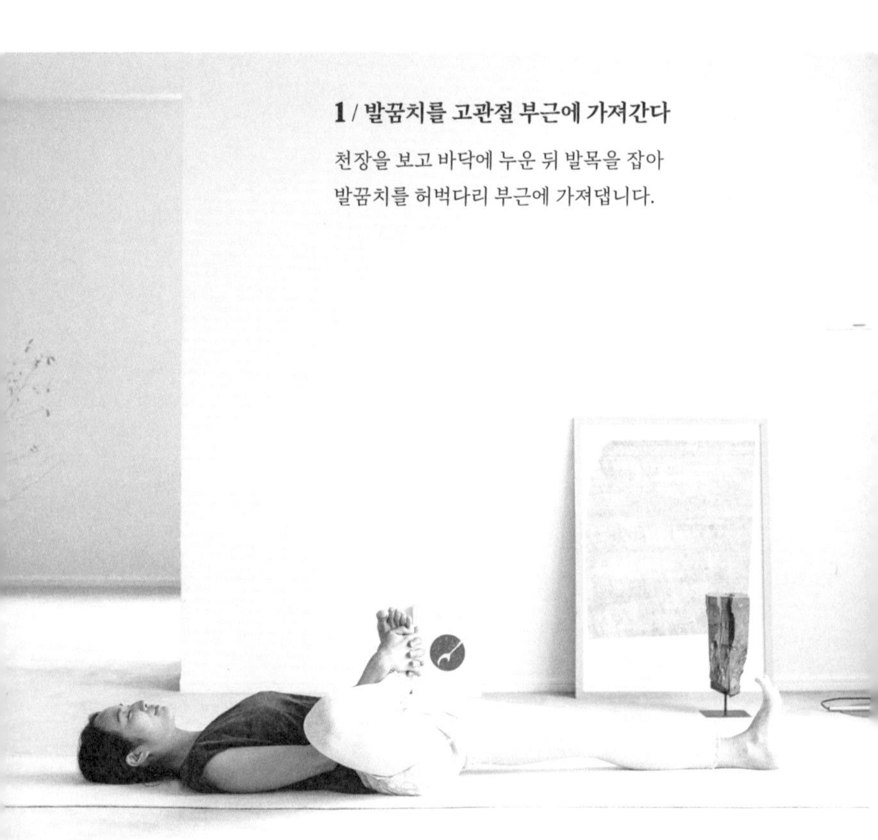

1 / 발꿈치를 고관절 부근에 가져간다

천장을 보고 바닥에 누운 뒤 발목을 잡아
발꿈치를 허벅다리 부근에 가져댑니다.

의식하면 좋은 포인트

- 골반을 중심으로 호흡이 퍼져나가는 이미지
- 쭉 뻗었던 다리의 발목을 구부려 발꿈치의 안쪽 부분과 엄지발가락 부근을 누른다
- 목·턱·어깨 등 긴장하기 쉬운 부분의 힘을 뺀다

· 고관절을 연다
· 무게감을 던다
· 생기를 되찾게 한다
· 전신을 쭉 펴준다

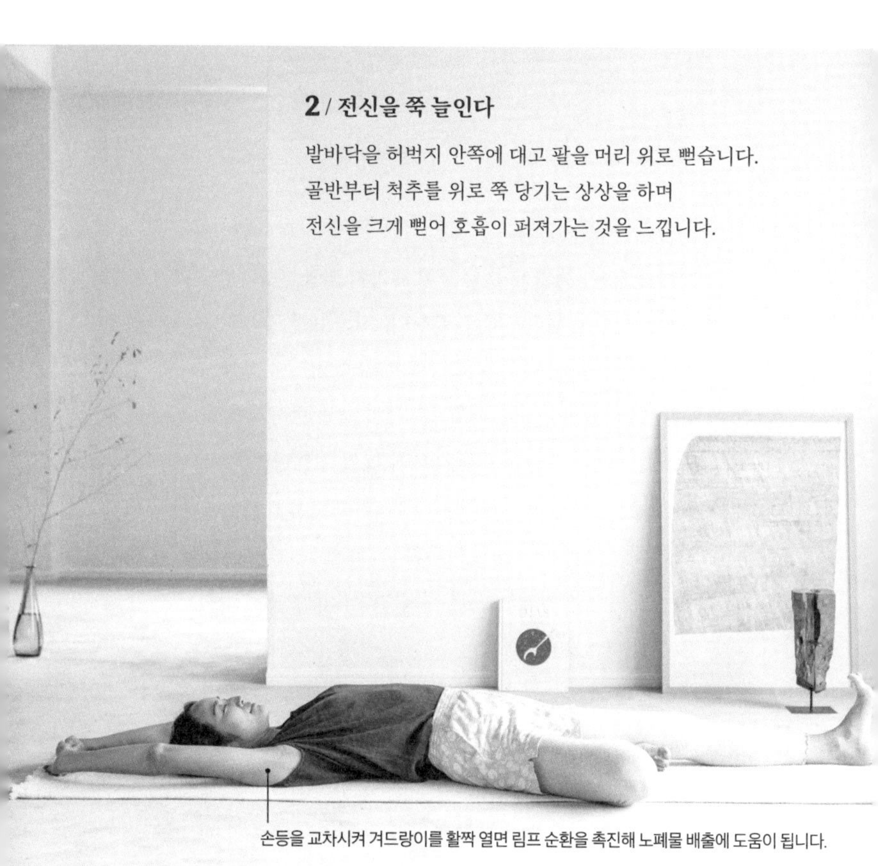

2 / 전신을 쭉 늘인다

발바닥을 허벅지 안쪽에 대고 팔을 머리 위로 뻗습니다.
골반부터 척추를 위로 쭉 당기는 상상을 하며
전신을 크게 뻗어 호흡이 퍼져가는 것을 느낍니다.

손등을 교차시켜 겨드랑이를 활짝 열면 림프 순환을 촉진해 노폐물 배출에 도움이 됩니다.

TIPS 1 유연하게 흔들려보세요

책이나 강의, 워크숍 등을 통해 요가와 아유르베다를 기본으로 한 셀프케어 방법을 알려드리고 있지만, 가르침의 기원인 시대와 문화 배경이 지금과는 너무 다르지요. 그때와 달리 우리에게 주어진 역할은 한두 가지가 아니기에 아유르베다의 오일 마사지를 하고 나면 욕조 청소를 해야 하고, 요가를 하려면 일찍 일어나야 하고, 집안일을 딱딱 해두지 않으면 일이 돌아가지 않습니다. 요가를 할 때마다 매달리는 아이들에게 "저리 가 있어!" 하고 소리를 지르고, 남편에게도 화를 내는 제 자신을 발견할 때면 대체 무엇을 위한 요가인지 의문이 들곤 합니다.

성인들의 가르침을 존중하긴 하지만, 이 시대의 우리들에게 '무엇이 지금의 나에게 도움이 되는지'를 이러쿵저러쿵 말해도 되는 건지 고민하곤 합니다. 저도 약간 그러한데, 성실한 사람이 '올바른' 식습관이나 생활 습관을 배우다 보면 일상의 다양한 것들이 '해야만 한다'는 강박으로 변하기 쉽습니다. 행복해지려고 배운 지식이 새로운 문제의 발단이 되어버리는 거죠. 심지어 내가 정한 이 룰을 지키지 않는 사람이나 장소를 거부하게 되는 마음도 생겨나고요. 생리학적으로도

성능이 좋은 상태에서 멀어지게 됩니다.

그러니 성실한 사람일수록 때로는 좋은 사람이 되려는 노력이나 자기 검열을 놓아보세요. 나는 어떻게 느끼고 있는지, 무엇을 하고 싶은지, 내 몸이 좋아하고 있는지 등 내면의 나침반을 살펴보길 바라요. 경우에 따라서는 올바르다고 생각했던 것을 떨쳐버리고 치킨에 맥주를 마시거나 아이가 가고 싶어 하던 패스트 푸드점에서 식사를 하는 편이 행복을 확장해주기도 한답니다. 나의 본질은 커다랗고, 자유로우며 건전하다는 사실을 믿어보세요.

한 달 스케줄을 짤 때도 전부 꽉꽉 채우게 되면 사고가 생기기 쉽습니다. 의식적으로 비워내고 여유를 가지면 실상 일어나는 일들에 적절한 반응을 할 수 있게 됩니다. 하루 일과도 마찬가지예요. 일정과 일정 사이에 화장실에 간다든지 차 마시는 시간 등을 만들어 잠시 쉬어 갑시다.

그리고 달이 보름달이거나 초승달일 때, 자신의 월경 주기를 기록하는 습관을 들이면 달의 모양만 봐도 다음 월경을 예측할 수 있게 됩니다. 월경 전에 몸 상태가 쉽게 안 좋아지는 분이라면 그 시기는 무리하지 않도록 예방하세요.

월경 전은 피타(불)가 우세해지기 때문에 무리하거나 지나친 인내 등이 쌓이게 되면 짜증이 나기 쉽습니다. 건물이 빽빽이 들어선 장소는 이웃 건물로 불이 쉽게 번지는 법. 혼자서 느긋하게 보내는 시간, 마음에 여유를 갖는 시간이 실제적으로 부족한 여성이 많습니다. 반복되는 월경 주기를 통해 몸과 마음을 다스리는 법을 배우고 연구하다 보면 조금씩 잘해나갈 수 있을 거예요.

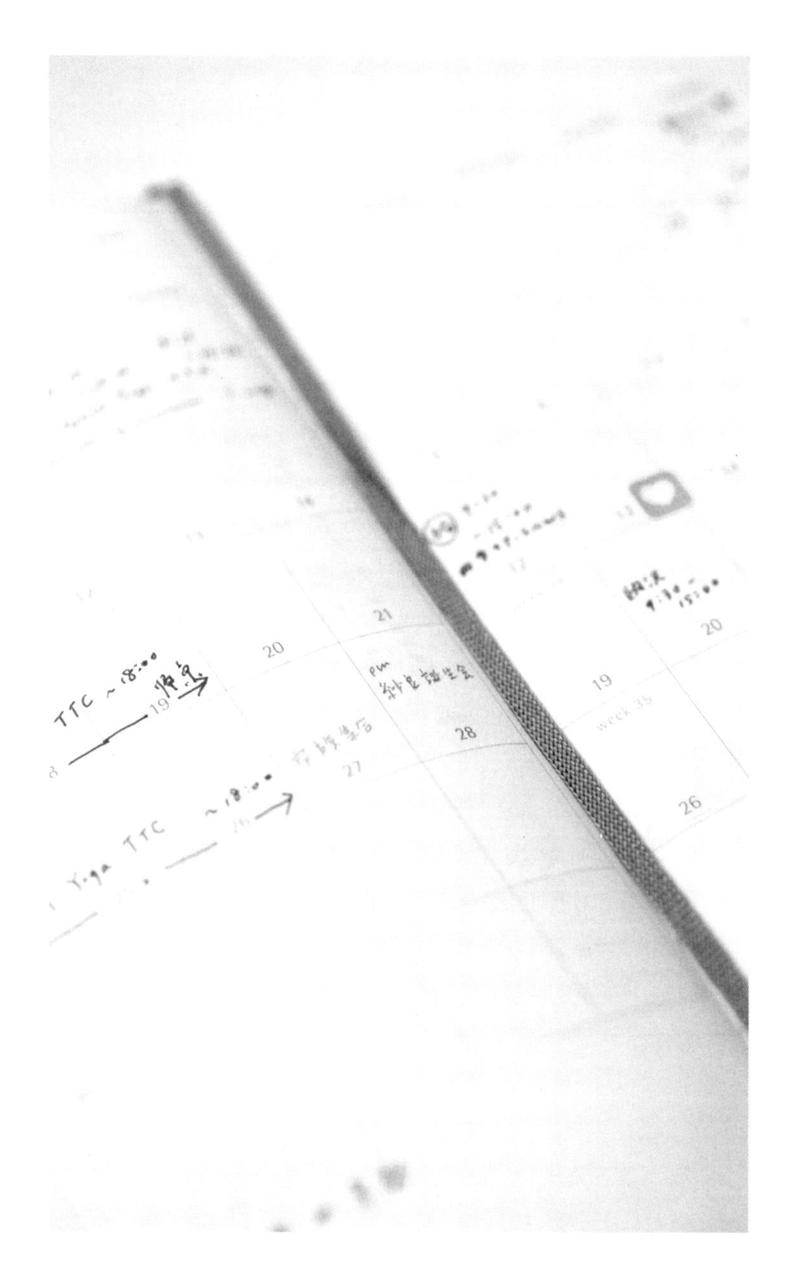
TTC ~18:00
Yoga TTC ~18:00
20
21
28
27
19
20
26
week 35

TIPS 2 머리에 휴식을

아이가 아직 어리다는 건 핑계일 수 있지만, 미용실에 가거나 아침에 머리를 만질 시간이 부족해졌어요. 긴 머리카락을 묶은 채 보내는 시간이 길어지면서 두피가 당겨져 긴장되고, 이 상태로 컴퓨터 작업을 하면 금세 눈이 피로해지고 턱에도 힘이 절로 들어가게 됩니다.

잠들기 전에 묶었던 머리카락을 풀고 빗질로 가르마를 몇 군데 타서 에센셜 오일로 만든 수제 아로마 스프레이를 뿌려주세요. 손가락으로 두피나 목 부근을 부드럽게 주무르며 살짝 얼굴을 위로 들어 올립니다. 얼굴(입술도!)을 충분히 보습해준 상태에서 입을 크게 벌리며 "아에이오우" 하며 얼굴 근육을 풀어주세요. 거울 속의 나에게 "수고했어 오늘도." 하고 말을 건네거나 싱긋 웃어 보이는 연습도 해보세요.

아로마 스프레이는 시중에서도 쉽게 구할 수 있는 장미나 네롤리 등의 향이 나는 증류수도 좋지만, 자그마한 스프레이 병에 물과 좋아하는 에센셜 오일을 몇 방울 섞어 사용해보세요.* 싸늘하면서도 상쾌

* 보관은 냉장고에 합니다. 사용 전에는 항상 잘 흔들어주세요.

한 페퍼민트 오일을 섞은 건 더운 여름에 좋고, 로즈마리 오일은 머리를 번쩍하게 해줍니다.

진하게 우려낸 캐머마일 차와 툴시(홀리 바질) 차도 머리 휴식에 좋지요. 아유르베다에서는 목 윗부분은 지나치게 따뜻하지 않은 편이 좋다고 보기 때문에, 머리를 감을 때는 미지근한 물로 피지선에서 나오는 자연적인 유분을 지나치게 없애지 않는 것을 권장하고 있습니다.

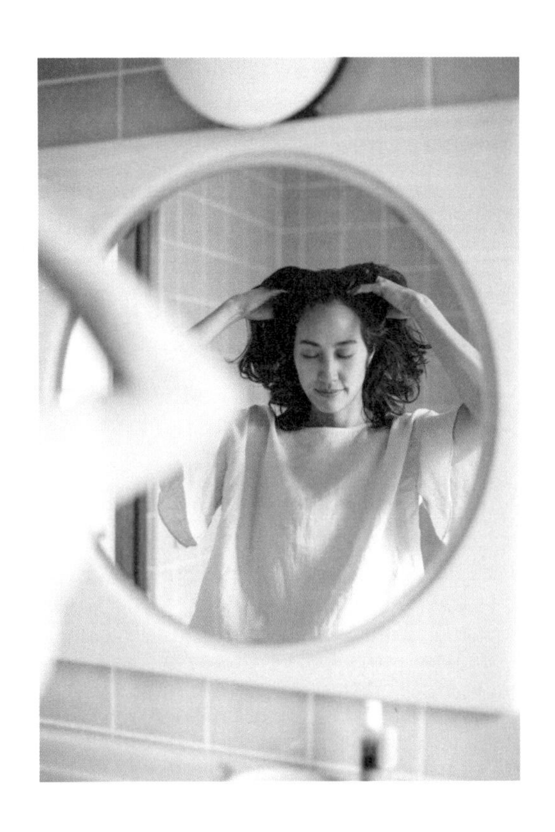

에필로그

여기까지 읽어주셔서 감사합니다.
여성만의 신체 리듬에 따른 요가 자세나 호흡법, 명상 등을
제안해드렸는데 어땠나요?

얼마 전까지만 해도 일본에서는 여성의 지위는 현저히 낮아서
낮이고 밤이고 "이봐!" 하고 불려 다니기 일쑤였습니다.
여성들이 유일하게 쉴 수 있었던 시기가 바로
월경할 때와 출산할 때뿐이었다고 해요.

여성의 참정권이 인정된 것도
인공 임신 중절이 합법화된 것도
제2 차 세계대전 이후의 일이며,*

* 일본에서는 1945년 12월 여성의 국정 참가가 인정되었으며, 1948년 우생보호법(優生保護法)이 제정되며 인공 임신 중절이 일부 합법화되었습니다(1996년 모체보호법으로 개정됨. 참고로 한국은 1948년 헌법 제정을 통해 여성의 국정 참여가 인정되었으며, 1973년에 제정된 모자보건법을 통해 인공 임신 중절 수술을 일부 허용하고 있습니다. 두 나라 모두 특정 조건하에서만 낙태를 합법으로 보고 있으며, 그 밖의 인공 임신 중절은 불법입니다. 2019년 4월, 우리나라 헌법재판소에서 낙태죄를 규정한 형법 조항에 대해 '헌법불합치' 결정을 내렸기 때문에 2020년 말까지 법 조항이 개정되지 않으면 기존의 낙태죄는 폐지됩니다. - 옮긴이 주).

임신과 출산에 대해서
자기 삶의 주인공인 여성에게 선택지가 거의 없던 시대는
최근까지 이어져 오고 있습니다.

책을 써놓고 이렇게 말하는 건 이상하지만,
지면을 통해서 요가 동작을 생생하게 설명하기에는
아무래도 어려운 부분이 있습니다.
또, '달의 요가'의 대상인 우리 여성들은
하나로 일반화하기 어려울 정도로
본래 가진 개인차도 있을뿐더러
개개인이 직면해 있는 사정도 천차만별이죠.
여기에 매달 호르몬 분비도 달라지니
항상 같은 상태일 수 없는 게 당연합니다.

이렇게 '불안정하다'는 이유로,
지금까지 행해온 생물의학 연구에서는 압도적으로
암컷이나 여성을
피실험자로 삼지 않았다고 합니다. **

항상 동요 속에 살아가는 여성에게 부여된 월경이라는 시스템,
그리고 새로운 생명을 품는 일에는
내외적인 요인이 복잡하게 얽혀 있습니다.
인간이 자연을 제어할 수 없는 것처럼,
이 역시 완벽하게 관리할 수 없습니다.

** Erika Check Hayden(2010), "Sex bias blights drug studies", *Nature* Vol.464. pp.332-333.

그렇다고 해서 될 대로 되란 식으로 내팽개치지 말고
나라도 평소 자신의 몸을 살펴봐주세요.
아프면 병원에 가고, 산부인과 검사 등도 꼬박꼬박 받아주세요.

보다 나은 선택을 거듭하고
스스로를 소중히 여기는 것을 고르는 일은
우리 몸에 태어날 때부터 주어졌던 균형을 회복하려는
적극적인 노력이라고 생각합니다.

이 책에서 무리하지 않고, 즐기며 할 수 있을 것 같은 힌트가 눈에 띈다면
부디 한번 실천해보세요.

마지막으로 하나 더,
우리가 좋아하는 '돈'도 '시간'도 들일 필요가 없는 일.

하루의 끝에 "수고했어", "잘하고 있어"라고
스스로를 격려하는 말 한마디를
꼭 건네길 바랍니다.
어떤 상태의 나일지라도 있는 그대로 사랑해주세요.

이렇게 가장 가까운 존재인 나 자신과
친밀한 관계를 맺는다면 그것은
눈에 보이지 않는 형태일지라도 나에게 큰 힘이 됩니다.

우리 여성이
자신의 몸이 내는 목소리를 믿고
배려와 친절, 평온한 생활을 사랑하는 마음을 기반으로 살아간다면

그 힘은 남성뿐 아니라 성별에 얽매이지 않는 사람들도
함께 살아가기 쉽도록 사회를 변화시키고,
미래의 아이들과 환경을 좋게 만드는 일에도 이어질 거라는
예감이 듭니다….

마지막에 엄청난 부탁을 하고 말았네요.
하지만 정말로 그렇게 되면 좋겠다고 생각합니다.
이미 새로운 시대가 시작되고 있으니까요.

이런 기회를 주신 여러 분들께 감사의 마음을 전합니다.
손에 들면 언제나
기분이 좋아지는 책으로 만들어줘서 고맙습니다.

친구와 가족, 학생들, 선생님,
그리고 보이지 않는 곳에서 이 사회를 지탱하고 있는
여러분께도 감사드립니다.
이 책을 구입해주신 여러분의
행복을 바랍니다.

항상 곁에 있는 달과 함께

산토시마 카오리

한국어판 감수 후기

요가를 하며 몸과 마음에서 펼쳐지는 일들을 관찰하고 나누다 보니 해의 길이, 달의 모양, 계절의 변곡에 맞추어 달라지는 스스로를 더 섬세하게 마주할 수 있었습니다. 우리가 우주의 산물이며 자연과 하나라는 사실을 이미 존재 차원에서는 알고 있었지만, 요가를 통해 다시 깨닫게 된 것이겠지요.

여성은 월경으로 자연의 리듬, 그 역동성과 고요함을 모두 경험합니다. 월경을 그저 피하고 싶은 것으로 바라보기보다 큰 흐름 안에서 몸과 마음을 알아차리고 보다 의식적으로 돌보며 지낼 수 있다면 어떨까요? 인도 고대 의학인 아유르베다와 요가, 명상을 함께 소개하는 책《달의 요가》가 안전하고 편안한 안내가 되리라 생각합니다.

요가 동작을 안내하는 내용에서, 실제 수업에서 안내하는 가이드를 보태보았고, 요가 & 명상 지도자로서 감수자의 의견을 보태고 싶은 부분에는 주를 덧붙일 수 있도록 편집자에게 요청드렸습니다.

이 책이 '나에게 월경이란 무엇인가?' 되물어보는 계기가 되기를 바랍니다. 반평생을 함께하는 내 안의 고유한 리듬을 알고 있는지, 그 리듬을 삶에 맞추어 잘 운용하고 있는지, 하나의 방편으로써 이 책을 어떻게 잘 활용할 수 있을지, 여러 가지 물음을 안고 함께하신다면《달의 요가》는 꽤 좋은 동반자가 될 것입니다.

2020년 2월 합정동 요가일상에서

배윤정

Maker's letter

오래전부터 호르몬은 우리를 지배하러 온 외계인이라고 생각해왔습니다.
내 몸인데도 내 맘대로 안 되는 데에 많은 분노와 체념을 해왔습니다.
월경이 너무나 번거로워 얼른 완경이 되길 바라기도 했습니다.

하지만 이 책을 작업하면서 월경에 대한 인식이 바뀌었습니다.
좀 더 긍정적으로 월경을 바라볼 수 있게 되었어요.
월경이 아래로 흐르는 기운이 작용하는 거라고 생각하니
이 기운이 좀 더 잘 흐를 수 있게 돕고 싶어지더군요.

이 책을 번역하고, 편집하면서 몇 번이고 뜨거운 눈물을 흘렸습니다.
여전히 그 부분을 읽을 때면 눈시울이 붉어집니다.
요가가 이렇게 많은 것을 품는 것이구나…, 새삼 깨달았습니다.
우리 여성이 우선 나 자신을 아끼고 사랑하면,
이 사회가 좀 더 포용력이 넓은 사회가 될 것이라는 저자의 믿음에
저 역시 깊은 지지를 표합니다.

오늘은 어떤 달이 뜰까요?
이달에는 내 몸이 어떤 편지(월경)를 보내올까요?
여러분도 부디 《달의 요가》와 함께
다가오는 월경을 반갑게 맞이할 수 있기를
달을 바라보며 바라고 또 바랍니다. _Yong

달의 요가

1판 1쇄 인쇄 2020년 3월 20일
1판 1쇄 발행 2020년 3월 27일

지은이 산토시마 카오리
옮긴이 임용옥
감수 배윤정

펴낸이 최태선
편집 임용옥 · 정시아
디자인 정소희
디지털 콘텐츠 고미영
스토어 이혜미
경영지원 현주희

외부 스태프 **본문 디자인** 프롬디자인

일본 스태프 **디자인** 미키 순이치·히로타 모에(분쿄도안실)
촬영 하마츠 와키
헤어·메이크업 아오키 마이코
스타일링 마에야마 나나에
교정 이이다 미쓰에

펴낸곳 **㈜솜씨컴퍼니**
등록 제2015-000025호
주소 04022 서울시 마포구 동교로 70, 3층
전화 070.7825.8587(편집) 02.3142.4364(마케팅)
팩스 02.6442.4364
이메일 love@somssi.me(콘텐츠·원고 투고) order@somssi.me(유통·판매)
SNS instagram.com/somssico

제작 **종이** 월드페이퍼
인쇄 도담문화주식회사
용지 표지: 아르떼 U/W 210g 본문: 마카롱 백색 80g

ISBN 979-11-86745-47-2 13510

- 값은 뒤표지에 있습니다.
- 잘못된 책은 구입하신 곳에서 교환해드립니다.